中西医结合治疗
神志病医案集

（第一辑）

主编 | 介 勇　徐阿红
主审 | 曲丽芳

上海科学技术出版社

图书在版编目（CIP）数据

中西医结合治疗神志病医案集. 第一辑 / 介勇，徐阿红主编. -- 上海：上海科学技术出版社，2025.9.
ISBN 978-7-5478-7313-7

Ⅰ. R256.2

中国国家版本馆CIP数据核字第20258LC123号

中西医结合治疗神志病医案集（第一辑）
主编 介 勇 徐阿红
主审 曲丽芳

上海世纪出版（集团）有限公司 出版、发行
上海科学技术出版社
（上海市闵行区号景路159弄A座9F-10F）
邮政编码201101　www.sstp.cn
上海普顺印刷包装有限公司印刷
开本 889×1194　1/32　印张 4.625
字数：90千字
2025年9月第1版　2025年9月第1次印刷
ISBN 978-7-5478-7313-7/R·3347
定价：58.00元

本书如有缺页、错装或坏损等严重质量问题，请向工厂联系调换

内容提要

本书从中西医结合诊疗神志病的视角,遴选总结了上海市虹口区精神卫生中心中医神志病科成立以来的14个有效典型临床案例,案例分为神志病案、情志病案、形神失和病案三个类别。书中每个医案均体现中西医不同参与度及各有侧重的中西医结合诊疗过程,且有细致的中医病因病机分析,并结合案例涉及内容,以问答形式对个案的难点问题开展了讨论。在每个医案后,附有相似症情的古代医案,并作简要分析,供读者拓展阅读。此外,本书在附篇中将病因病机分析中出现的中医四大经典经文和常用的神志病诊疗方剂、抗精神病及抗抑郁药物进行了分类整理,供读者检索参考使用。

本书可供从事精神心理疾患诊疗的中医临床工作者,及参加西医学习中医的精神科医务人员参考阅读。

编委会名单

主　编

介　勇　徐阿红

主　审

曲丽芳

副主编

石　云　冯蓓蕾

编　委

（以姓氏笔画为序）

陆逸莹　林宇栋　胡　曼

姜文秀　姜雅琴　贺云蔚

前　　言

在医学的浩瀚领域中，神志病的治疗一直是医学界探索的难题之一。随着医学科学的不断进步，中西医结合的治疗模式逐渐在神志病领域展现出其独特的魅力和显著的疗效。《中西医结合治疗神志病医案集（第一辑）》的编纂，正是基于这一背景，旨在通过一系列临床案例的展示，探讨中西医结合在神志病治疗中的应用与价值，为神志病的治疗提供新的思路和方法。

神志病指由神志活动异常、失常所致的一类病证。中医神志病学是以中医神志理论为核心，研究神、魂、魄、意、志五藏神和喜、怒、悲、忧、恐五藏情异常、失常所致病证及其防治规律的一门学科。神志病不仅严重影响患者的身心健康，也给家庭和社会带来沉重的负担。传统中医学认为，神志病的发生与人体脏腑功能失调、气血阴阳失衡密切相关，强调整体观念和辨证施治。而现代医学则侧重于从生物学、心理学和社会学等多维度对神志病进行研究和治疗。中西医结合的治疗模式，正是将这两种医学体系的优势相互结合，为神志病的治疗开辟新的途径。

上海市虹口区精神卫生中心是一家区属二级甲等精神病专科医院。在上海市虹口区人民政府"国医强优"三年行动计划项目的推动支持下,于2021年正式设立中医科,开展中医神志病临床和研究工作。科室成立以来,在疑难精神心理疾病方面强化中西医合作,开展中西医结合联合诊疗模式,积极为精神心理疾病患者开展中医特色的临床诊疗,在提高疗效、降低长期应用精神药物副作用方面发挥了重要的作用。为更好地总结精神心理疾病中西医联合诊疗的经验,我们回顾近年来临床工作中的有效案例,从中遴选了14个典型案例,从中西医结合诊疗神志病的视角进行总结。这些案例分神志病案、情志病案、形神失和病案三个类别。有些医案是中西医共同诊断,有些则是中西医共同诊断基础上中西药联合治疗,各有侧重,均体现不同参与度的中西医联合诊疗过程。医案的诊疗过程和后续随访较为完整,有些诊疗周期较长的案例,编写组对医案进行归纳压缩,合并症情变化不大的诊次描述,详细记录疾病发生变化或疗效发挥的诊次内容。每个医案均有细致的中医病因病机分析,并结合精神病学的认识以问答形式对个案的难点问题开展讨论。每个医案结束后,附1例相似症情的古代医案,并作简要分析,供读者拓展阅读。本书附篇中将病因病机分析出现的中医四大经典经文和常用的神志病诊疗方剂、抗精神病化学药物进行分类整理,供读者检索使用。

精神医学的发展,离不开临床经验的积累和传承。本书的出版,正是对中西医结合治疗精神疾病临床经验的一次系统总结和分享。同时,我们也呼吁广大医学工作者和科研人员能够积极投身于神志病的中西医结合研究和实践中来,共同推动中西医结合在神志病领域的深入发展。我们相信,在大家的共同努力下,中西医结合的治疗模式一定能够为神志病患者带来更加美好的明天。

在编纂本书的过程中,我们得到了众多中医专家和学者的鼎力支持和无私奉献,在此表示衷心的感谢。同时,我们也深知书中难免存在不足之处,恳请广大读者批评指正,以便我们不断改进和完善。最后,希望本书的案例能够成为中医神志病学领域的重要参考,为中医神志病学的教学、科研和临床实践提供有益的借鉴和启示。

由于本科室成立时间不长,积累的有效案例还不够充分,本次收录的14个医案作为中西医结合神志病医案系列的第一辑,病种较为有限。随着工作的不断深入开展,我们将持续对有效医案进行总结,推出后续的医案以飨读者。由于编者的神志病诊疗能力局限,本书呈现的中西医联合诊疗模式仅是中西医结合诊疗模式的一种尝试,我们也将在未来工作中不断优化诊疗流程,更好体现中西医结合诊疗神志病的疗效。

本书的出版得到上海市虹口区第二轮"国医强优"三年行动计划-精神专科医院中医神志病科室建设项目(编号:HKGYQYXM-2022-01)经费的资助,在此向对项目建设和评审提出宝贵意见和建议的专家学者们表示诚挚的感谢!

编者

2025年5月

目 录

第一章 神志病案 ··· 001
  双相情感障碍-郁病（心肝火旺，心神不宁）············ 002
  双相情感障碍-郁病（营卫失调，神失所养）············ 011
  抑郁发作-郁病（气郁痰阻，心气不足）················ 019
  抑郁发作-郁病（肝郁化火，痰瘀蒙窍）················ 025
  单纯型精神分裂症-癫病（阴阳不和，心神不明）···· 035

第二章 情志病案 ··· 045
  抑郁状态-郁证（肝郁脾虚，心神失养）················ 045
  抑郁状态-郁证（因虚致实，气机郁遏）················ 051
  焦虑状态-郁证（下元不足，肝郁脾虚）················ 056
  惊恐障碍-恐证（脾肾不足，心肝火旺）················ 062
  急性应激障碍-悲证（悲志过极，心神失守）·········· 067

第三章 形神失和病案 ······································· 073
  躯体形式障碍-郁证（伏邪伤精，阳失温养）·········· 074
  躯体化障碍-郁证（肝郁血瘀，经络不利）············ 083

惊恐发作-奔豚气病(肝郁化火,气逆上冲)……089
　　睡行症-梦游(痰热内扰,魂魄飞扬)……095

附篇……103
附一　神志病常用方剂……103
附二　神志病经典条文索引(本书涉及)……119
附三　常用抗精神病药物……124
附四　常用抗抑郁药物……127

主要参考书目……132

后记……134

第一章　神志病案

神志狂乱类疾病是对神、魂、魄、意、志功能活动狂乱失常所致病证的统称。神志是神、魂、魄、意、志的简称。神、魂、魄、意、志内属心、肝、肺、脾、肾五脏，外寓舌、眼、鼻、口、耳五官，共同参与、协调完成人的精神、意识、思维活动。《灵枢·本神》对正常神志活动过程有如下描述："故生之来谓之精，两精相搏谓之神，随神往来者谓之魂，并精而出入者谓之魄，所以任物者谓之心，心有所忆谓之意，意之所存谓之志，因志而存变谓之思，因思而远慕谓之虑，因虑而处物谓之智。"以心神为主导的正常"任物"过程，或称认知过程，是由心神主导、掌控，全程参与，肝魂、目所参与的视觉功能，肺魄、鼻、皮毛所参与的嗅觉、感触觉功能，肾志、耳所参与的听觉功能等共同协调完成。若火热毒邪扰乱识神，或痰瘀蒙扰闭阻心神，使心神不能正常"任物"，或心神不能统领魂魄意志，导致神志功能失调失常，五官神窍功能异常，出现幻视、幻嗅觉、幻感触觉、幻听觉等症状；或心主"任物"认知过程中的"心有所忆谓之意"的意识思维过程，或"意之所存谓之志"的记忆过程出现异常，都会导致神志病的发生。典型病证如癫、狂、痫等，患者神志狂乱，失去正常的"任物"能力,思维混乱,言语行为错乱,甚者生活起居不能自理,对个人、家庭和社会均造成一定的危害。

西医学中的精神分裂症谱系及其他精神病性障碍、心境障碍(抑郁障碍、双相情感障碍、躁狂症)等可见类似神志狂乱类疾病的症状。精神分裂症是典型的精神病性障碍。精神分裂症不仅是最常见的精神病,而且涉及最重要的五方面症状:幻觉、妄想、思维紊乱(言语)、明显紊乱或异常的行为(包括紧张症)和阴性症状。抑郁障碍是最常见的精神障碍之一,临床表现主要为心境低落,与其处境不相称,可以从闷闷不乐到悲痛欲绝,甚至会发生木僵,部分患者会出现明显的焦虑和运动性激越,严重者可以出现幻觉、妄想等精神病性症状。部分患者存在自伤、自杀行为,甚至因此死亡。双相情感障碍的特点是反复(至少2次)出现心境和活动水平明显紊乱的发作,紊乱有时表现为心境高涨、精力和活动增加(躁狂或轻躁狂),有时表现为心境低落、精力减退和活动减少(抑郁)。

双相情感障碍-郁病(心肝火旺,心神不宁)

殷某,女,1962年7月5日生于上海,2023年10月11日初诊。

【主诉】情绪低落、兴趣减退与兴奋交替伴失眠15年。

【现病史】患者自2008年照顾病重母亲期间开始出现彻夜不眠,母亲去世后逐渐出现纳呆、少食、心烦,不想做事情,1

个月内体重下降 5 kg,在某三甲医院失眠科就诊,服用安眠药后睡眠改善,后觉提不起精神,不开心,被该院心理科诊断为"焦虑抑郁",服用西酞普兰抗抑郁治疗(剂量不详)后症状改善。2013 年因"抑郁"用文拉法辛(150 mg,每日 1 次)抗抑郁治疗,疗效可。2016 年,其父亲去世后病情加重,眠差,入睡难,常梦已故亲人,情绪不悦,在我院精神科门诊确诊为"双相情感障碍",曾先后服用丙戊酸钠、盐酸米安色林、文拉法辛、艾司西酞普兰、齐拉西酮、鲁拉西酮、喹硫平、碳酸锂等药治疗。治疗期间病情时有发作,整体以兴趣减退、不开心、乏力、懒动为主,秋季明显,冬季为甚;春季多自我感觉好,会出现多言善谈、冲动消费、急躁易怒、失眠、常梦已故亲人等症状。服用喹硫平时出现头晕、无法站立,服用碳酸锂时出现双手震颤。

2023 年 2 月 27 日开始服用艾司西酞普兰(20 mg,每日 1 次)、丙戊酸钠缓释片(500 mg,每晚 1 次)治疗,情绪仍低落,提不起精神;6 月 20 日停用艾司西酞普兰,改为文拉法辛缓释胶囊(150 mg,每日 1 次)、舒肝解郁胶囊(0.36 g,每日 2 次)、丙戊酸钠缓释片(500 mg,每日 1 次),文拉法辛剂量逐渐增加(至 225 mg,每日 1 次),患者情绪仍未明显改善,遂请中医会诊。

【中医四诊】急躁易怒,入睡困难,慵懒乏力,纳差便难。舌尖边红,舌苔薄白,络脉紫暗,脉沉弦实。

【既往史】否认高血压、糖尿病、甲状腺功能亢进等慢性病病史。

【体格检查】无殊。

【辅助检查】缺。

【中医诊断】郁病。 【西医诊断】双相情感障碍。

【中医辨证】心肝火旺,心神不宁。

【治则治法】清火宁神。

【处方用药】黄连9g,青黛6g^{后下},淡竹叶9g,铁落15g^{先煎},柴胡9g,黄芩9g,大枣9g,制半夏9g,淮小麦30g,炙甘草15g,人参6g,黄芪15g,升麻9g,生白术12g,紫石英9g^{先煎},14剂,每日1剂,代煎口服,日二服。

二诊(2023年10月25日) 情绪较前平稳,慵懒乏力改善;夜寐6小时余,入睡仍慢;胃纳好转,有食欲,大便难。舌尖瞤动①,苔薄黄腻,舌下络脉紫,脉弦实,冲脉触诊(+)。因舌苔薄黄腻示有湿热,故改用法半夏,加薏苡仁30g、芦荟1g以清湿热通腑气,14剂,煎服法同前。

三诊(2023年11月8日) 夜寐入睡时间较前缩短,大便欠畅,近期外感后仍见背痛,肺经压痛,不咳,喉中有痰,舌尖边红,舌尖瞤动,苔薄黄腻,脉弦略数,冲脉触诊(+-)。故前方黄芪加量至30g以补气祛邪,14剂,煎服法同前。

四诊(2023年12月20日) 情绪稳定,寐可梦多,未见噩梦;始诉耳鸣,大便欠畅。舌红尖不定,苔薄白,舌下络脉紫,脉细弦,冲脉触诊(-)。患者情绪稳定,舌边红改善,脉由弦实转为弦细,考虑患者心肝火减轻,冲脉触诊阴性提示肝气畅达,故

---

① 舌尖瞤动:指望诊见患者舌尖处肌肉不自主颤动,提示与心气不定(关乎情绪不宁)、心神不宁(关乎失眠)有关。

治疗改为清心肝火、通腑泻热。处方:黄连9g,淡竹叶9g,铁落24g先煎,柴胡6g,枳壳9g,厚朴9g,生大黄6g后下,芦荟2g,芒硝6g后下,朱茯神15g,鸡内金12g,滑石15g,14剂,煎服法同前。

五诊(2024年1月3日) 情绪稳定,上诊后因感冒停用中药,后夜寐又差,舌根痛,大便干结欠畅。舌红,舌尖䐁动,苔薄白腻,脉弦实。患者外感后痰热未清,故治疗以清热化痰为主。处方:黄连9g,青黛5g后下,铁落24g先煎,法半夏15g,北秫米30g包煎,淮小麦30g,炙甘草15g,大枣6g,薏苡仁15g,淡竹叶9g,牡蛎30g先煎,鸡内金12g,14剂,煎服法同前。

六诊(2024年1月17日) 情绪稳定,夜寐多醒,多在24点、1点、2点醒,后浅睡到5点,咽喉如有炙䕡①,体重增加4kg(现55kg)。舌尖䐁动,舌边红,苔薄白腻,舌下络脉紫,脉沉,故去薏苡仁,加生栀子9g、水牛角15g先煎、积雪草15g增清热之力,14剂,煎服法同前。

七诊(2024年2月21日) 情绪稳定,入睡需1小时,1~2点醒,醒后可继续睡至5点,胃欠和,体重又增1kg。舌边红,未见舌尖䐁动,苔薄白,脉弦滑。当下系雨水节气,春气渐生,患者素体肝失柔和,横逆犯胃,故胃欠和。故予逍遥散调和肝脾,紫石英温振肝阳,铁落重镇清心安神,甘麦大枣汤甘缓和胃,益智仁、法半夏豁痰安神,全方疏肝和胃,健脾化痰。处方:

---

① 炙䕡:切开的烤肉,常见于梅核气病。

柴胡6g,当归9g,赤芍12g,生白术12g,薄荷6g^{后下},益智仁9g,法半夏12g,北秫米30g^{包煎},淮小麦30g,炙甘草15g,大枣9g,紫石英9g^{先煎},生石膏15g^{先煎},知母9g,木馒头15g,铁落15g^{先煎},14剂,煎服法同前。

八诊(2024年3月6日) 情绪偏亢,兴奋话多,夜寐多醒,复又能睡,自述眠佳。查血谷丙转氨酶(ALT)65 U/L,谷草转氨酶(AST)55 U/L。舌尖不定,舌偏红,苔薄白,脉弦滑。目前服用丙戊酸钠(500 mg,每日1次)加文拉法辛(75 mg,每日1次)。患者情绪偏兴奋,故上方去紫石英,铁落加至30 g以平肝清心,加鸡内金9 g和胃,垂盆草15 g清肝除湿,10剂,煎服法同前。

九诊(2024年5月8日) 情绪好,夜寐安,见湿疹,舌红,边有齿痕,苔薄白,边有痰涎,舌下络脉紫,脉弦略涩。病情稳定,前方加薏苡仁30 g、苦参15 g、白鲜皮9 g、地肤子9 g清利湿热,14剂,煎服法同前。

【病机分析】该病以情绪的低落与亢进反复波动为主要表现,患者病程已达15年,精神科诊断为双相情感障碍,中医归属于郁证范畴,病机在于心肝火旺,心神不宁。《尚书·洪范》曰"木曰曲直",指常态下肝木能随着自然界阴阳气变动而能"曲"能"直",且其性柔和,《素问·五运行大论》曰:"东方生风,风生木,木生酸,酸生肝,肝生筋,筋生心。其在天为玄,在人为道,在地为化。化生五味,道生智,玄生神,化生气。神在天为风,在地为木,在体为筋,在气为柔,在藏为肝。"若肝失条达,失其柔和之性，则易过"曲"或过"直"，情绪上表现为过于亢奋或低落，随自然界阴阳气变动而表现为春季多见兴奋、急躁、易激惹，秋季则以低落、抑郁、慵懒为主。患者就诊前已使用西药治疗，其中丙戊酸钠为心境稳定剂，其主要作用为抑制大脑神经元的异常放电，起到控制情绪波动的作用；文拉法辛是去甲肾上腺素、5-羟色胺双通道抑制剂，主要起抗抑郁作用；舒肝解郁胶囊为抗抑郁的中成药。三药合用，患者情绪较治疗前稳定，抑郁症状改善明显，因此患者就诊时虽系秋季，但抑郁症状较轻微。患者初诊时系寒露后，秋气已深，气机以敛降为主，但由于患者肝气郁结，日久化火，心肝火旺，气机敛降不似常人收放自如，故情绪急躁、易激惹与乏力慵懒等抑郁症状并见。其治疗关键在于清肝柔肝，和解枢机，使之与天气相通应，随春气生发有度而不过亢，随秋气敛降而不低落。初诊治疗以黄连、青黛、铁落、淡竹叶清心肝火以治其标，火去神自安；以小柴胡汤调和枢机以治其本，由于金旺克木，木郁克脾，故予紫石英温振肝阳助肝气生发，恢复肝气条达之性；又以黄芪、白术、升麻之属健脾益气，甘麦大枣汤和中安神，以调和肝脾。二、三诊患者心肝火渐清，肝气得疏，脾胃渐和，卫阳得以入阴，心神得养，故睡眠、情绪、饮食均改善。四诊患者肝气趋于调和，故调整处方以清心肝火、泻热通腑对症治疗为主。五、六诊系外感后痰与热相结，故治疗偏重清热化痰。七诊之后，气候变动，春气生发，治疗以调和肝胃、健脾化痰为主，患者病情略有波动，但已不似往年情绪波动大，治疗过程中，患者情绪仍属稳定。该患者系中西医结合治疗双相情感障碍取得实效的范例，患者系精神科与中医科同步调治，之前半年多服用西药治疗，病情改善，但情绪仍欠稳，故采用中西医结合治疗。治疗过程中，患者的情绪、睡眠、饮食、二便均得到明显改善，情绪改善后，未再调整西医治疗方案；随着中医治疗时间延长，尤其在六诊后，肝气逐步调和，脾胃功能恢复，纳食正常，体重回升，减轻了患者对于体重下降的忧虑，其甚感满意。病情稳定一段时间后，逐步减少西药剂量，减药期间患者病情仍稳定。至第八诊，患者已停用舒肝解郁胶囊，文拉法辛剂量已由 225 mg 减至 75 mg，丙戊酸钠剂量不变。若病情持续稳定，仍考虑进一步优化中药处方和西药剂量。八诊后患者未再复诊。2024 年 10 月随访一次，患者表示自从八诊后觉症情平稳，便停用文拉法辛，仅用丙戊酸钠缓释片（500 mg，每日 1 次）治疗，半年来情绪稳定，生活顺利，体重增加。

按语 双相情感障碍是当前的高发疾病。单纯西药治疗有用药滞后于情绪变化、情绪在两端反复颠倒的弊端；单纯中药治疗则有起效较慢的弊端。本案对该病的中西医结合治疗进行探索，中西医治疗相互取长补短，取得了实效。针对患者的失眠梦故人的情况，我们采用中医谈话技术给予疏导，亦取得疗效。

问答

一问：双相情感障碍的诊断要点有哪些？

答：双相情感障碍是一类既有躁狂发作或轻躁狂发作（表现为心境高涨或易激惹、精力与活动增加），又有抑郁发作（表现为心境低落、精力和活动减少)的常见精神障碍。根据《疾病和有关健康问题的国际统计分类第十次修订本》(ICD-10),双相情感障碍诊断须符合两项标准:一是本次发作符合轻躁狂、躁狂、抑郁、混合性情感发作标准;二是既往至少有过一次其他情感障碍发作。比如,本次为某种类型的抑郁发作,则既往需要至少一次轻躁狂、躁狂或混合性情感障碍发作。需要注意的是,由于仅有躁狂发作的患者罕见,故两次躁狂或轻躁狂发作均做双相情感障碍诊断,而无需抑郁发作诊断。《精神障碍诊断与统计手册(第五版)》(DSM-5)将双相情感障碍分为双相Ⅰ型障碍和双相Ⅱ型障碍。双相Ⅰ型障碍诊断要点为:至少一次发作符合躁狂发作的诊断标准;双相Ⅱ型障碍诊断要点,一是至少一次发作符合轻躁狂发作和至少一次抑郁发作的诊断标准,二是从未有过躁狂发作。可以进一步理解为,只要达到一次躁狂发作则可诊断为双相Ⅰ型障碍。

二问:舌尖瞤动是怎样的舌象?

答:舌尖瞤动是神志病诊治过程中常见的一种舌象,其特点是发生在舌尖部的由舌肌紧张引起的小幅度蠕动,通常表现为伸舌时舌尖红,见黄色凸起,短时间内黄色凸起消退就是瞤动发生的过程。这种情况提示患者心气不定或心神不宁,前者与情绪反应相关,后者与神志功能相关。患者在第一次伸舌时最为明显,其后则不再显现,提示症情较轻;有些在第二次、第三次伸舌时仍然可见,提示症情较重。通常见此舌象应清心安神治疗,常用药物有黄连、淡竹叶、铁落、朱茯神等。

三问：冲脉触诊有何诊断意义？

答： 冲脉触诊法是2017年上海市卫生健康委员会验收通过的一项中医特色诊疗技术，是用指腹从上至下对双侧胫骨内侧缘肝脾两经循行部位（即"冲脉下者"循行区）进行切按的一种诊疗方法，冲脉为十二经之海，对于诊断治疗气机郁滞所致的神志疾病和其他结节增生类疾病有重要意义。如果冲脉触诊出现阳性反应，即出现酸胀、胀痛、紧张、有结节等经络敏感反应，则提示患者存在气机郁滞，经中药治疗、针刺或点穴按压后，其冲脉阳性反应可转阴。通常临证过程中，中医师会教授患者自行按压冲脉的方法，嘱患者每日按压冲脉10～20次，将有助于提高疗效。

（介 勇 石 云 胡 曼）

附名家医案（木火失治，因郁发狂）

王　因郁发狂，笑詈善怒，面赤目红，脉洪大。此阳气暴折，因怒触发，木火失制，热痰上乘心包，病名阳厥。用生铁落饮去芄、防，加山栀、连翘、羚羊角、竹沥、石菖蒲、丹皮，数剂而狂定。

（《类证治裁·癫狂证治》）

按语　肝郁化火，母病及子，木火相煽，炼液为痰，痰火扰心，心主不明，神识失常，狂乱作矣。阳厥实证，治以生铁落饮镇心安神，涤痰清火，去秦艽、防风之辛温助热，加栀子、连翘、羚羊角、竹沥、石菖蒲、牡丹皮清热泻火，凉血祛痰，开窍宁神。

双相情感障碍-郁病（营卫失调，神失所养）

朱某，女，2005 年 12 月 23 日生于上海，2024 年 7 月 16 日初诊。

【主诉】情绪低落、兴趣减退与兴奋交替伴失眠 5 年余。

【现病史】患者 5 年前因学业压力大、经常在大庭广众下受老师谩骂以及与父母关系不和，开始出现情绪低落、做事无兴趣伴睡眠不安，不开心，时有割手腕行为，割腕后流血不止，自述此时有欣快感，时常有想死的念头。此状况持续期间会有半日至 3 日不等的莫名兴奋期，感觉自己很好，爱做平时不愿意做的事情，食欲佳，睡眠减少但精神很好。2 年前家长发现其成绩持续下降，遂引起重视。初在某精神卫生中心被诊为"中度抑郁、中度焦虑"，给予艾司西酞普兰（10 mg，每日 1 次）口服抗焦虑抑郁治疗，症状未改善，治疗期间因期中考试不理想出现欲自杀，因此被转至另一精神卫生中心，被诊断为"重度抑郁"，给予文拉法辛加富马酸喹硫平片治疗（具体用药不详），病情改善仍不理想，于是住院治疗。住院期间出现易激惹、烦躁，调整治疗方案为拉莫三嗪加富马酸喹硫平片，出院诊断为"双相障碍"。后续治疗期间患者总体状况较前有所好转，但仍有情绪低落、做事无兴趣，甚至有消极想法，并有割手腕的自伤行为，求助中医治疗前 6 周的治疗方案为拉莫三嗪、安非他酮、托鲁地文拉辛和利培酮。

追问病史,长期 24 点睡,但无睡意,入睡需 1~2 小时,多醒(5~6 次),有梦寐浅,早上 8 点醒,夜间总睡眠时间 6~7 小时;不午睡。自述白天精神不振,易疲劳,记忆力差,注意力不集中,容易紧张、焦虑、担心和不安,有心烦,总感觉有不好的事情要发生,时有消极念头产生。

【中医四诊】神萎,偏胖,少言,懒动,怕热,汗多,胸闷心悸,时头晕、胀、重、痛,偶脑鸣、耳鸣,口干不苦,不喜饮,胃纳差,大便 2~3 日一行,成形,小便淡黄。寐晚寐浅,多醒有梦。舌质淡红,中裂纹,苔薄,舌下络脉迂曲。脉细涩。

【既往史】否认高血压、糖尿病、甲状腺功能亢进等慢性病病史。

【体格检查】无殊。

【辅助检查】神经心理和睡眠量表测评(2024 年 7 月 16 日)。SSS:48;PHQ-9:21;GAD-7:12;PQSI:18;改良 SPIEGEL:43。

【中医诊断】郁病。　【西医诊断】双相情感障碍。

【中医辨证】营卫失调,神失所养。

【治则治法】调和营卫,养心安神。

【处方用药】桂枝 9 g,赤芍 9 g,蜜炙甘草 6 g,大枣 9 g,炮姜炭 6 g,淮小麦 15 g,炙甘草 6 g,柴胡 24 g,黄芩 9 g,法半夏 9 g,白茯苓 12 g,生白术 15 g,泽泻 30 g,蜜麸炒枳壳 30 g,牡丹皮 9 g,燀桃仁 12 g,7 剂,代煎口服,每日 1 剂,日二服。同时予落花安神口服液,每晚睡前服用 2 支;睡眠卫生教育。

二诊(2024 年 7 月 23 日)　情绪低落改善,做事已有兴趣,无消极想法和行为;睡眠有所改善,但仍不满意,23点后睡,有睡意,半小时内入睡,治疗期间夜醒1~2次,有梦,寐转深,6~7点醒,一夜睡7小时。白天精神转振,疲劳感减轻,记忆力仍差,注意力较前集中,偶有紧张、焦虑、担心和不安,心烦,不再感到有不好的事情发生,无消极念头产生。自述怕热缓解,汗多、心悸和胸闷缓解,头晕、头胀、头重和头痛缓解,无脑鸣、耳鸣,口干不苦,不喜饮,胃纳转香,大便2日一行,成形。补述月经未按时而至,末次月经为2024年6月21日。经追问,经前情绪不稳,时欲骂人,无乳房胀痛和少腹不适,自述服利培酮6周后检查垂体泌乳素为2 191 mIU/L(2024年2月6日检查为1 308 mIU/L),舌质淡红,中裂纹,苔薄,舌下络脉迂曲。脉细涩。神经心理和睡眠量表测评,SSS:34;PHQ-9:14;GAD-7:5;PQSI:11;改良SPIEGEL:20。前法治疗既效,效不更方,因月事延期,故前方加制大黄12g,7剂,煎服法同前。

三诊(2024年7月29日)　药后3日(7月25日)月经来潮,无痛经。情绪低落明显改善,做事有兴趣,天气炎热,偶有心烦,无记忆力减退,学习能集中注意力;无紧张、焦虑、担心和不安,23—24点睡,15分钟内入睡,有梦,寐深,一觉睡至七八点,睡眠时间7~8小时。白天精神转振,仍有疲劳感,怕热缓解,正常出汗,无心悸,胸闷缓解,无头晕、头胀、头重和头痛,无脑鸣、耳鸣,口干不苦,不喜饮,胃纳香,大便日一行,成形。舌质淡红,中裂纹,苔薄,舌下络脉迂曲。脉左关细,右弦。神经心理和睡眠量表测评,SSS:23;PHQ-9:0;GAD-7:0;PQSI:05;改良SPIEGEL:14。前法既效,效不更法,因月事已至且大便如常,原方去制大黄,7剂,煎服法同前。

【病机分析】本案患者女性,因"情绪低落、兴趣减退与兴奋交替伴失眠4~5年"屡经单纯西医治疗乏效而求治于中医,中医认为该病属情志病之郁病范畴,究其病因,一方面因学业压力大,长期熬夜晚睡,使得人体顺应自然阴阳消长的营卫协调有序运行失调,"营在脉内,卫在脉外",因心主血脉,熬夜晚睡日久使营阴暗耗,脉细涩则是佐证;阴虚而阳不入阴,故凌晨仍无睡意;阴虚不能敛阳,故寐则多醒多梦且浅;心主神明,营阴亏虚,五脏所藏之神不归其舍而神失所养,既可导致心所主的神识过程障碍,表现出"任物"过程中的注意力不集中,记忆力下降,又可导致"与心神往来"之魂不安其舍,出现肝脏气化异常,情志表现为容易紧张、焦虑、担心和不安,总感觉不好的事情发生。子时是人体阴阳转换的关键时刻,阴尽而阳生,若此时不睡,人体少阳之气不生,日久则出现阳虚,"阳气者,精则养神,柔则养筋",故精不养神白天易出现精神不振而神萎,少言懒动。另一方面学校里老师的谩骂以及与父母关系不和,易导致情志不遂,肝气郁结,肝阳上亢,出现头晕、头胀、头重、头痛;肝郁脾虚,则出现胃纳差;肝郁血瘀,肝失疏泄,故不开心时有割手腕行为,割腕后流血不止,血行则气行,故自述有欣快感;气郁日久必致血郁,心主血,血舍神,气血失调,气伤神不静,血伤神失养,因此情绪低落、兴趣减退与兴奋交替;心主血,肺主气,肺气失于宣降,导致气有余便是火,故心烦,怕热,汗多;火下移小肠则小便偏黄;肺与大肠相表里,肺气不降,腑气不通,故大便秘结,2~3日一行。综上所述,本病病机为营卫失调,神失所养为主,病位涉及五脏,病性为虚实夹杂,故治以调和营卫、养心安神为主,方选桂枝汤加甘麦大枣汤;同时病机分析中症状涉及上、中、下三焦,以上焦不通、中焦不和为主,故选用小柴胡汤使"上焦得通,津液得下,胃气因和";另配以平肝安神的落花安神口服液睡前口服,增加了镇静安神的作用;给予患者睡眠卫生教育以帮助其改正错误的睡眠观念;诸法并用,方证对应,故二诊患者治疗1周后诸症大有改善,其中改善最显著的是情绪,做事已有兴趣,无消极想法和行为,偶有焦虑、紧张,不再感到有不好的事情发生等;神经心理测评分减分明显,即是佐证,但因肝郁血瘀致肝失疏泄改善不显,出现月经未按时来潮,已延后5日(末次月经:6月21日),故在前法治则基础上加制大黄12 g祛瘀生新,恢复肝之疏泄功能,再服7剂,煎服法同前。《神农本草经》云:"大黄味苦,寒。主下瘀血,血闭,寒热,破癥瘕积聚,留饮……通利水谷,调中化食,安和五脏。"1周后三诊,药后第三日行经,瘀祛新生,血脉和利,故情绪、神识症状明显改善,睡眠、纳便基本恢复,无明显躯体症状,原方去制大黄续服调治。

按语 近年来儿童、青少年精神心理问题日益突出,其中心境障碍占比最高,仅次于精神分裂症和神经发育障碍,已对儿童、青少年造成了诸多不良影响,如身体健康状况、学业成绩、人际关系恶化以及自伤和自杀风险升高等。究其病因,目前比较公认的有遗传因素、疾病因素和社会心理因素,对于其与生物节律的关系,目前研究不多,且应用于临床未见。中医重视时间节律与发病的关系,《素问·四气调神大论》云:"夫四时阴阳者,万物之根本也,所以圣人春夏养阳,秋冬养阴,以从其根……逆其根,则伐其本,坏其真矣。故阴阳四时者,万物之终始也,死生之本也。逆之则灾害生,从之则苛疾不起,是谓得道。"睡眠与觉醒,中医认为是人体之阴阳消长转化顺应自然界天地之阴阳消长转化的生理过程,是健康的必要条件。该患者发病处于青春期,是人的形神和谐发育的关键时期,若"饮食有节,起居有常,不妄作劳",则能达成"形与神俱"的健康状态,但患者由于学业压力,长期晚睡熬夜,起居(睡眠与觉醒)失常,使"形与神俱"的健康基础被打破,故使疾病状态虽屡经西医治疗而缠绵不愈,故"起居有常"虽仅短短四个字,但却蕴含着深厚的中医医理和养生理念。因此我们在中西医结合治疗青少年双相障碍者中,需重视睡眠的指导和干预,从而提升中西医结合疗效。

问答

一问:为什么起居有常是人体健康的必要条件?

答: 中医认为健康的标准是"形与神俱",而达成此标准必须"法于阴阳,和于术数,食饮有节,起居有常,不妄作劳",而其中"法于阴阳"和"起居有常"就是说人的睡眠、学习、工作和生活应顺应自然界阴阳消长变化规律,《黄帝内经》中有大量阐述此观点的篇章,其中睡眠与觉醒是人体之阴阳消长转化顺应自然界天地之阴阳消长转化的生理过程的最好佐证。古人有云:"夙兴夜寐,出作入息,天之命也,人之纪也。"《灵枢·营卫生会》云:"夜半而大会,万民皆卧,命曰合阴。平旦阴尽而阳受气。如是无已,与天地同纪。"具体对应于人的睡眠生理则人体主要通过营卫之气的正常有序运行而达成。《灵枢·营卫生会》又云:"营在脉中,卫在脉外。营周不休,五十而复大会,阴阳相贯,如环无端。卫气行于阴二十五度,行于阳二十五度,分为昼夜,故气至阳而起,至阴而止。"《灵枢·口问》曰:"卫气昼日行于阳,夜半则行于阴,阴者主夜,夜者卧……阳气尽,阴气盛,则目瞑;阴气尽而阳气盛,则寤矣。"因此"日出而作,日落而息"是教导我们起居有常才能健康的养生理念。

二问:什么是青少年非自杀性自伤行为?

答:非自杀性自伤(nonsuicidal self-injury, NSSI)行为是一种个体不以死亡为目的,但有意识地对自己身体造成损害的行为,并且倾向于重复发生,常见形式有咬、割、抓、烧及撞击等。心理学认为这是一种防御机制。这种现象通常发生在没有明确自杀倾向的个体中,出于某种需求或动机,有意识地对自己的身体组织进行伤害。这一行为在青少年抑郁症患者中尤为常见,往往是其难以找到其他途径来缓解或表达内心的不良情绪。青少年抑郁症患者的 NSSI 行为与多种因素有关,特别是与患者的心理状态、社会联系及家庭氛围等因素紧密相关。自我责难、责备他人、易冲动是影响青少年抑郁症患者 NSSI 行为的危险因素。DSM-5 将 NSSI 作为一种独立的临床障碍。NSSI 对患者学习、生活和社会功能等具有消极影响,也给患者其家庭、学校和社会带来一系列的问题和压力。抑郁症与 NSSI 关系密切,两者可以互为风险因素,因此应重视对青少年 NSSI 行为尽早干预和治疗,比如心理治疗以及抗抑郁药物治疗。

（冯蓓蕾　姜雅琴）

附名家医案（营卫不利，汗多作狂）

儒者吴君明，伤寒六日，谵妄狂笑，头痛有汗，大便不通，小便自利，众议承气汤下之。余诊其脉，浮而大，因思仲景云：伤寒不大便六七日，头疼有热，小便清，知不在里，仍在表也。方今仲冬，宜与桂枝汤。众皆咋舌掩口，谤之甚力，以谵妄为阳盛，桂枝入口必毙矣。余曰：汗多神昏，故发谵妄。虽不大便，腹无所苦，和其营卫，必自愈矣。遂违众用之，及夜而笑语皆止，明日大便自通。故夫病多变端，不可胶执。向使狐疑而用下药，其可活乎？

（《医宗必读·伤寒》）

按语 此案"头痛有汗，脉浮而大"，示邪热盛于上而扰于心，心神不明则谵妄，心气有余则狂笑。汗为心液，泄之于汗孔。汗孔又名气门、幽冥之门、鬼门、玄府，刘河间认为其是气液宣通和神机往来之道路。伤寒有汗多属营卫失和，气壅于上，腑降不利，故虽大便不通而腹中无苦；热虽扰心而无碍于肺，故水道通调而小便自利。治以桂枝汤调和营卫，营卫宣通而神机畅利，神识复归于明，狂妄不作，表气通畅，里气调和，故次日大便自通。本案理和法与《金匮要略·中风历节病脉证并治》篇的防己地黄汤证"治病如狂状，妄行，独语不休，无寒热，其脉浮"，用桂枝之理颇有几分相似，值得细细玩味。

抑郁发作-郁病（气郁痰阻，心气不足）

李某，女，1990年生于上海，2024年6月25日初诊。

【主诉】乏力、情绪低落伴多思多虑半年余。

【现病史】患者2023年10月因呼吸道感染后出现乏力，易疲劳，气短。自诉因身体状态不佳不能胜任工作，思考能力下降，和领导发生矛盾，后辞职回家休息。之后一直心情低落，不开心，有时容易生气，生气时感右眼不适，自觉睁不开。自诉因身体虚弱疲劳而外出活动减少，兴趣减退，原来喜欢做的事现在也提不起兴趣。2024年6月曾至某精神卫生中心就诊，服用曲唑酮（25 mg，每晚1次）后做噩梦，每日早晨4点半醒。改服艾司西酞普兰，服用后仍有不适感，故停用。现因乏力感明显而来求诊。

【中医四诊】兴趣减退，不喜外出，对自身疾病多思多虑，不能自控，神倦乏力，思考能力下降，有时急躁易怒，入睡可，早醒，解便可，口干，食欲不佳。舌红，苔白厚腻，脉沉细。

【既往史】否认高血压、糖尿病等慢性病史。自诉年少时曾有受惊史。

【体格检查】无殊。

【辅助检查】GAD-7：15，PHQ-9：14，SSS：54。

【中医诊断】郁病。　【西医诊断】抑郁发作。

【中医辨证】气郁痰阻，心气不足。

【治则治法】化痰解郁,益气养心。

【处方用药】

(1) 舒肝解郁胶囊,每日2次,每次2粒。

(2) 落花安神口服液,每晚1次,每次2支。

(3) 柴胡27 g,大枣9 g^{破开},桂枝9 g,龙骨15 g^{先煎},黄芩9 g,党参12 g,制半夏9 g,白茯苓15 g,煅青礞石12 g^{先煎},牡蛎30 g^{先煎},郁金9 g,黄芪30 g,制胆南星9 g,石菖蒲9 g,7剂,代煎口服,每日1剂,分2次服用。

二诊(2024年7月2日) 睡眠改善,夜间11点睡,早7点醒,胃纳好转,自觉不自信,有时易发脾气。解便可,口干。舌红,苔黄腻,右脉细滑数,左脉细滑软。前方加煅珍珠母30 g,黄连6 g,14剂,煎服法同前。

三诊(2024年7月16日) 仍有胡思乱想,不能自控,担心自己身体。睡眠不深,胃纳好转,解便可。舌淡红,苔薄黄腻,右脉细滑,左脉细滑软。前方去黄芩、牡蛎,改柴胡12 g,桂枝15 g,制胆南星12 g,茯苓改茯神30 g,加远志6 g,青连翘9 g,菟丝子12 g。14剂,煎服法同前。停用落花安神口服液及疏肝解郁胶囊。

四诊(2024年7月30日) 症状同前,胡思乱想有减少,自觉有时胸闷气短。舌淡红,苔薄黄腻,右脉沉细滑,左脉细滑软。前方去大枣、龙骨、党参、半夏、郁金、珍珠母,加薤白12 g、姜竹茹12 g、厚朴12 g、知母12 g。14剂,煎服法同前。

五诊(2024年8月13日) 胡思乱想减少,可逐步自己控制,舌淡红,苔薄黄腻,右细滑,左沉细滑。前方去石菖蒲、菟丝子、姜竹茹,改柴胡9g、胆南星18g,加半夏12g、牡丹皮9g、青皮9g、莪术9g、升麻6g。14剂,煎服法同前。

六诊(2024年8月27日) 自觉很少胡思乱想,目前参加社区活动,计划天气转凉后找工作。舌淡红,苔薄黄腻,右细滑,左沉细滑。前方去知母、升麻,改茯神为朱茯苓30g,加巴戟天12g、煅牡蛎30g。14剂,煎服法同前。

【病机分析】此案患者因躯体疾病诱发情志病,可能与其禀赋不足,少时曾有受惊史相关。此案患者初为肺系疾病,病后中气偏虚导致气机运行不畅,后因工作问题心情不畅,肝气不舒,以致气郁更甚。《三因极一病证方论》云:"思虑过度,恐虑无时,郁而生涎,涎与气搏,升而不降,为忧气劳思食,五噎之病。"故初诊将其病机归于"气虚""气郁"而致痰湿内蕴,化热生烦。病位以肝、脾为主。拟柴胡加龙骨牡蛎汤加减治疗。柴胡加龙骨牡蛎汤出自《伤寒论》,具有和解少阳、通阳泄热、坠痰镇惊、宁心安神的功效。方中柴胡行气解郁,《滇南本草》谓其"行肝经逆结之气",龙骨和牡蛎镇静安神,黄芩清肝胆之热,桂枝、茯苓通阳化气,半夏和胃降逆、燥湿祛痰,患者初诊舌脉提示气郁痰热之象,故加郁金、胆南星、礞石清热化痰。《灵枢·客邪》云"故宗气积于胸中,出于喉咙,以贯心脉而行呼吸焉",考虑患者因肺失宣肃,宗气受损而起病,宗气受损则心气不足。故以党参、黄芪、大枣扶助正气,补宗气而益心气。二诊患者气机得畅,痰热渐消,故睡眠好转,食欲恢复。《黄帝内经》曰:"惊则气乱""惊则心无所倚,神无所归,虑无所定,故气乱矣"。《三因极一病证方论》曰："七者虽不同，本乎一气。脏气不行，郁而生涎，随气积聚，坚大如块，在心腹中，或塞咽喉如粉絮，吐不出，咽不下，时去时来，每发欲死状，如神灵所作，逆害饮食，皆七气所生所成。治之各有方。"本案患者年少时有受惊史，可能存在肾气偏虚，脏气偏弱，脏气不行则生痰，痰郁化热蒙心导致心气不开，忧思易悲，正如《灵枢·本神》曰："心藏脉，脉舍神，心气虚则悲，实则笑不休。"痰热消后应以固本为主。考虑本案患者以思虑不能自控为苦，为宗气不足，中气下陷，升发之气不足，虚热内陷，加之患者求治在夏季，夏季炎热，耗气伤津，更加重气虚之证，故三诊减柴胡量，与黄芪等组合，取升陷汤之义。升陷汤源自张锡纯先生《医学衷中参西录》，常用于气虚气陷所致的气短、乏力、胸闷、怔忡等病症。本案患者以乏力懒动为主症，与升陷汤的病机十分契合。但治疗中应注意患者本气偏弱，补气后常会出现热化之象，故四诊加用知母，在补气升陷时兼顾滋水降火，可加用生地、知母、黄柏之类。《神农本草经》云："知母，味苦寒，主消渴，热中，除邪气，肢体浮肿，下水，补不足，益气。"大气下陷后，阴火上逆，知母功效壮水制火，佐制参芪燥热之癖。

按语 本案患者为比较常见的焦虑抑郁疾病，很多患者在初服用西药出现不良反应后，常常会十分抵触西药。单纯中医治疗需要关注患者的神志变化、自控能力和社会功能情况。及时干预，以防出现意外。本案患者初诊以情绪低落、心情不佳、虚弱乏力为主，考虑为"郁病"，给予疏肝清热、益气化痰后症状改善明显。后期患者自诉思虑不能自控让其非常痛苦，故治疗点放在其心气不能外达上,中医认为心藏神,为君主之官,神明出焉,是人产生精神活动的场所,喜、怒、忧、思、悲、恐、惊皆会扰动心神,张景岳言:"情志之伤,虽五脏各有所属,然求其所由,则无不从心而发。""心者……为阳中之太阳,通于夏气",故心气通达仍应注重益气治疗,同时注意"火与元气不能两立",气虚时,阴火上行,会出现热证,观患者年龄禀赋适当给予滋阴降火,取甘寒之品与补气药物同用,可减轻补气药物的燥性。

问答

一问:柴胡龙骨牡蛎汤在《伤寒论》中记载为治疗三阳并病,适合有哪些精神症状的患者使用?

答:柴胡加龙骨牡蛎汤见于《伤寒论》第107条:"伤寒八九日,下之,胸满烦惊,小便不利,谵语,一身尽重,不可转侧者,柴胡加龙骨牡蛎汤主之。"其主治疾病,可从两个方面来理解与把握。首先,经文明确提到烦惊、谵语的临床表现,提示适合用柴胡加龙骨牡蛎汤治疗的病症需要具备或伴随精神神经症状;其次,从药物功效来看,方中龙骨、牡蛎固精敛汗,镇静安神,主治自汗盗汗、心悸怔忡、脐腹悸动、失眠多梦、心烦躁动、恐惧、惊狂等症。因此可使用于失眠症、焦虑症、抑郁症、恐惧症等存在上述症状的患者中。从中医角度看,柴胡加龙骨牡蛎汤是用于治疗误下后正气受伤,邪气内陷,枢机不利,心神被扰的方剂。本方通补兼施,寒温并用,对于少阳枢机不利,虚实交错为主要病机的患者十分适宜。

二问:落花安神口服液治疗失眠的理论依据是什么?

答:落花安神口服液性味甘淡,微苦涩,无毒,入肝、心、肺三经,具有平肝潜阳、安神健脑之功效。其主要成分为落花生枝叶,《滇南本草》记载:"治跌打损伤,敷伤处。"《滇南本草图说》曰:"治疮毒。"落花生枝叶治疗失眠症,古籍文献无记载。全国名老中医王翘楚依据中医"天人相应"的理论,取落花生枝叶具有"昼开夜合"之特性,符合自然界阴阳消长规律,与人体睡眠"入夜则寐,入昼则寤"同步,通过数十年不懈研究,终于证明落花生枝叶确存在促睡眠物质,其临床研究也证实落花安神口服液具有较好的镇静安眠作用。

(陆逸莹　姜雅琴)

附名家医案(肝气怫郁,痰气阻塞)

从姪　左乳下一缕气升,热痛至项,乃是肝阳郁久致然。恰当暑湿炎蒸,每岁屡发。本由怫悒,肝久失畅,经隧痰气阻塞,致肺胃不主升降。痞噫吞酸,大便忽溏忽硬,脉来沉涩。仿丹溪越鞠丸,山栀、川芎、神曲、香附醋炒、蒌仁、旋覆花、杏仁、贝母、枳壳。煎服辄安。

(《类证治裁·肝气肝火肝风证治·肝气医案》)

按语　木之性本生发。木郁化火,灼津为痰,经隧为之阻塞。每发恰当暑湿炎蒸屡发,正为木火挟痰得天之热湿相助而为患。左升右降,经络失畅,经气怫郁,逆乱为害。升降不利,左乳下气升;横逆犯脾,大便忽溏忽硬;肝气调畅有助肺胃之宣降。今肝郁痰阻,肺胃失宣降,致痞噫吞酸。加减丹溪越鞠丸以栀子、川芎、神曲、香附、蒌仁、枳壳、旋覆花、杏仁、贝母,诸药

和合，开气、血、火、食、湿、痰六郁，遂安。

抑郁发作-郁病（肝郁化火，痰瘀蒙窍）

左某，女，1987年7月5日生于上海，2023年3月21日初诊。

【主诉】情绪低落、工作能力下降2年，加重1月。

【现病史】2年前因工作压力大开始逐渐出现情绪低落，疲惫不堪，久之自觉工作能力下降，不能胜任工作，2年来一直处于勉强维持状态。下班后沉默少语，懒动喜静，兴趣减退，什么都不想做，时常哭泣，在家需丈夫陪伴安慰，日常生活需丈夫协助。患者担心去精神科就诊会留下记录影响未来工作，一直拒绝就诊。1个月前新冠病毒感染后体质变差，情绪低落加重，伴乏力、记忆力下降、入睡困难、胃纳差、胸闷、心悸、目涩、月经不畅；自我否定加重，认为自己能力不足，无法完成以前能处理的工作，因工作无法完成而大哭，严重时不敢与他人联系沟通，有多次跳楼自杀的念头。丈夫因工作无法时时在家陪伴照顾，患者搬回母亲家由母亲照顾。此次由母亲陪伴就诊。

【中医四诊】情绪低落，乏力懒动，面色少华，略青，今日在行经中，经行不畅。胃口差，大便1～2日一行，夜寐时好时坏，有时会入睡困难，夜寐4～6小时，浅睡。舌偏暗红，苔薄黄腻，舌下络脉紫。脉右滑，左沉。

【既往史】无殊。

【体格检查】冲脉触诊(++)。

【辅助检查】SDS:重度抑郁(具体分数不详),SAS:重度焦虑(具体分数不详)。

【中医诊断】郁病。　【西医诊断】抑郁发作。

【中医辨证】肝郁化火,痰瘀蒙窍。

【治则治法】解郁清热,涤痰化瘀。

【处方用药】逍遥散合栀子豉汤加减。

柴胡 6 g,枳壳 9 g,当归 9 g,生白术 12 g,赤芍 9 g,薄荷 6 g,朱茯神 15 g,薏苡仁 30 g,厚朴 6 g,陈皮 6 g,生栀子 9 g,豆豉 30 g,石菖蒲 15 g,牡蛎 30 g^{先煎},紫石英 15 g^{先煎},丹参 15 g,红花 6 g,铁落 15 g^{先煎},14 剂,每日 1 剂,代煎口服,日二服。

二诊(2023 年 4 月 6 日)　情绪低落好转,心悸、惊惕,记忆力下降,精神不济,胃纳一般。冲脉触诊(++),舌偏红,苔薄白腻,舌下络脉紫,脉沉。上方去铁落、生栀子、淡豆豉,加阳起石 9 g、冰片 0.2 g、青黛 3 g^{后下},14 剂,煎服法同前。

三诊(2023 年 4 月 27 日)　记忆力差,思考能力下降,自觉工作不可胜任,胃纳减,大便调。舌偏红,苔白腻,舌下络脉紫,脉沉。处方:柴胡 6 g,枳壳 9 g,当归 9 g,生白术 15 g,赤芍 12 g,薄荷 6 g^{后下},茯神 15 g,薏苡仁 30 g,石菖蒲 12 g,远志 9 g,牡蛎 30 g^{先煎},紫石英 15 g^{先煎},阳起石 15 g^{先煎},丹参 15 g,青黛 3 g^{后下},冰片 0.2 g,淮小麦 30 g,炙甘草 15 g,大枣 6 g,14 剂,煎服法同前。加针刺 1 次。

四诊(2023 年 5 月 11 日)　工作不顺,情绪不好。舌暗红,苔薄白,络脉紫,脉沉。处方:上方去牡蛎,紫石英加至 30 g,阳起石 30 g^先煎,石决明 30 g^先煎,7 剂,煎服法同前。

五诊(2023 年 5 月 18 日)　服上药后未见火热症状,大便调。脉滑,右甚于左,舌红,苔薄白,络脉紫。处方:上方加钟乳石 30 g^先煎,青黛改 4 g^后下,茯神改朱茯神 15 g,14 剂,煎服法同前。

六诊(2023 年 6 月 1 日)　情绪不激越,亦不抑郁。心烦,有如做错事感,背后发痤疮,夜寐 5～6 小时,可再睡。大便不干。脉弦滑动,舌偏红,苔薄黄,络脉紫。处方:上方去淮小麦、炙甘草、大枣,钟乳石改为 15 g,朱茯神改为茯神 15 g,加生栀子 9 g、淡豆豉 30 g,14 剂,煎服法同前。

七诊(2023 年 6 月 15 日)　患者自觉 5 月 11 日方效果好,大便偏干,舌红,苔薄黄,络脉紫,脉沉。处方:予 5 月 11 日方加钟乳石 15 g^先煎、石菖蒲 15 g,14 剂,煎服法同前。

八诊(2023 年 6 月 29 日)　患者入睡慢,烦躁,大便略干。舌偏红,苔薄腻,舌下络脉紫。脉沉。处方:柴胡 6 g,枳壳 9 g,当归 9 g,生白术 15 g,茯神 15 g,赤芍 12 g,生栀子 9 g,薏苡仁 30 g,石菖蒲 15 g,远志 9 g,石决明 30 g^先煎,紫石英 15 g^先煎,阳起石 15 g^先煎,钟乳石 15 g^先煎,青黛 3 g^后下,冰片 0.2 g,淮小麦 30 g,炙甘草 15 g,大枣 6 g,14 剂,煎服法同前。

九诊(2023 年 7 月 13 日)　夜寐 6 小时以上,会醒,胸闷心悸,大便不干,心烦。舌偏红,苔薄白,舌下络脉略紫,脉沉实。冲脉触诊(+)。神经心理测定:PHQ－9:19(提示中度抑郁),GAD-7:13(提示中度焦虑)。处方:上方去钟乳石、青黛,加朱茯神15g、淡豆豉15g、人参9g,14剂,煎服法同前。7月27日抄方1次。

十一诊(2023年8月3日) 工作基本顺利,今日衣着鲜亮,指甲涂亮色。夜寐3~4小时醒1次,可再睡,有燥热感,大便不干。舌偏红,苔薄腻,舌下络脉细紫。右脉沉滑动,左寸滑动,关尺沉。处方:予上方去阳起石,加金银花9g,14剂,煎服法同前。

十二诊(2023年9月7日) 工作顺利,自觉情绪可,胃纳可,喜食厚味,大便调,夜寐安,可睡5~6小时。颈前皮肤略痒。舌偏红,苔薄白腻,脉沉实,左偏沉郁。神经心理测定:PHQ-9:7(提示可能有轻度抑郁)。处方:柴胡6g,枳壳9g,当归9g,生白术15g,朱茯神15g,赤芍9g,薏苡仁30g,紫石英15g^{先煎}、牡蛎30g^{先煎}、青黛3g^{后下}、淮小麦30g,炙甘草15g,大枣9g,合欢花3g,玄参9g,14剂,煎服法同前。

十三诊(2023年9月28日) 状态可,居家工作可耐受,夜寐4~5小时,月经调,走路急会胸闷,大便调,无口疮,右侧冲脉触诊(+)。舌偏红,苔薄黄腻,舌下络脉紫,脉沉。处方:上方朱茯神改为茯神,加石决明30g^{先煎}、鸡内金9g,14剂,煎服法同前。

【病机分析】该患者以情绪低落、兴趣减退、精力下降为主要症状,是典型的抑郁症,西医称抑郁发作,中医归属于郁病范畴。"郁"的繁体字为"鬱",有繁盛、众多之意,朱丹溪认为:"郁者,结聚而不得发越也。当升者不得升,当降者不得降,当变化者不得变化也。"其核心病机在于肝阳不足,生发无力,无法推动脏腑气化。如《素问·阴阳应象大论》所言:"人有五藏化五气,以生喜怒悲忧恐。"人的情绪活动由五脏气化所生。《素问·举痛论》云:"怒则气上,喜则气缓,悲则气消,恐则气下,寒则气收,炅则气泄,惊则气乱,劳则气耗,思则气结。"抑郁症有"情病"与"神病"之分,"情病"为抑郁症早期,病情较轻,仅涉及肝的气化功能异常,表现出不开心、悲伤欲哭、烦躁易怒、悲观消极等情志功能异常,可伴有精力不足、失眠或多寐、兴趣减退等;"神病"为抑郁症失治,逐渐加重,以致影响"心主神明"的功能,心神不明则认知功能偏差,患者常过分自我贬低、自责、自罪,甚至产生自杀观念,有自伤、自杀行为。从本案患者发病过程可以见到郁证由"情病"到"神病"的发展过程,最初因工作压力大出现情绪低落、悲伤欲哭、精力减退、兴趣丧失等情志异常,逐步出现认知偏颇,自我贬低、自我否定,甚至有自杀念头,幸亏家属照护得力,患者及时就诊。患者初诊辨证即为郁病,属肝郁化火、痰瘀蒙窍,故治以解郁清热、涤痰化瘀。主方为逍遥散合栀子豉汤加减,逍遥散清热疏肝健脾,为治疗郁病之要方。逍遥散出自宋代《太平惠民和剂局方·卷九·论妇人诸疾》,是疏肝解郁、调和肝脾的代表方剂,方中完美体现了"见肝之病,知肝传脾,当先实脾"的治未病理念。全方药味有柴胡、炒当归、白芍、茯苓、白术、炙甘草等。现代临床及实验研究均已证明了逍遥散有确切的抗抑郁效果,现代代谢组学方法也证实逍遥散可以通过能量代谢和肠道菌群代谢途径的纠偏作用达到治疗效果。患者病程已有2年余,肝郁日久,痰浊瘀血阻滞胸中,因此加栀子豉汤清宣郁热,厚朴、陈皮、枳壳、薏苡仁行气化痰,丹参、红花活血化瘀,铁落、牡蛎重镇安神。方中最精妙的是加用了紫石英、阳起石、钟乳石等矿物药来温振肝阳,助肝阳生发以解肝郁。逍遥散贯穿本案治疗始终,化痰、活血药也是随证加减,调整最多当属紫石英、阳起石、钟乳石3个矿物药。二诊时,患者情绪虽然改善,但乏力、慵懒、精力不济等肝阳不振之象仍明显,因此三诊至六诊逐步增加矿物药的用量和种类,至第六诊,患者情绪不低落也不激越,并出现皮肤痤疮、大便干等热象时,处方逐步减少钟乳石、阳起石剂量。至第十一诊,患者情绪大好,已基本能顺利工作,并有兴趣打扮自己(衣着较之前鲜亮,指甲涂亮色),胃纳、二便、夜寐均可。当时在门诊进行精神心理测定,PHQ-9:20分(提示中度抑郁)。至第十二诊,患者情绪已大好,工作顺利,测PHQ-9评分提示可能有轻度抑郁。至第十三诊,患者可适应居家工作,此后未再复诊。2023年12月27日,门诊微信随访,嘱患者自行精神心理测定,测SDS:46,SAS:30。

按语 抑郁症患者多因情志受挫或情志不遂等因素诱发,情志怫郁,忧思郁结,气机阻滞,从而情绪低落、郁郁寡欢;肝郁日久化火,可伴见烦躁易怒、心神不安、失眠;肝郁气滞,气血津液运行不畅,以致形成痰饮、瘀血等有形病理产物;痰饮、瘀血内阻,气血不和,脏腑失养,出现乏力、思维迟缓、精力不足、倦怠懒动等阳气不足之象。肝为罢极之本,常态下机体因肝阳的推动而去陈出新,开启下一轮的生长化收藏。肝阳不足,则五脏气机推动力不足，生长化收藏的轮转无法正常维系，处于"疲劳已极"的状态无法运转，从而持续存在情绪低落、兴趣减退、精力不济等阳气不足症状。《素问·生气通天论》认为"阳气者，精则养神，柔则养筋"，肝阳不足，则肝魂失调，《灵枢·本神》曰"随神往来者谓之魂"，肝魂失调则神魂不和，心神不明，引起患者认知功能偏离正常，出现自我评价低、自觉无能、无助感、自罪、自责等异常认知。肝阳虚极，木受金克，萧瑟肃杀，生机泯灭，甚至出现自伤、自杀行为。《素问·五常政大论》言木气不及"委和"："委和之纪，是谓胜生。生气不政，化气乃扬，长气自平，收令乃早……其气敛，其用聚，其动缓戾拘缓，其发惊骇，其藏肝……其病摇动注恐，从金化也。"此言天之委和，人之委和则可见于抑郁症，抑郁症患者悲观欲死即为肝阳不足的委和之象。此外，肝郁气滞，可出现肝经循行部位的症状，如少阳经头痛、眩晕、胁痛、女性乳房胀痛，肝经绕阴器，可出现性欲低下、性功能障碍等。木郁克土，肝郁克伐脾胃，脾胃升降失司；或胆汁疏泄不利，出现食欲减退、腹痛、胃痛、反酸、便秘等不适。

抑郁症是临床常见的一种持续和严重的精神疾病，其发病率逐年攀升，已成为重要的公共卫生问题，可见于各个年龄。因对疾病的病耻感及对工作的影响，患者耻于前往专业精神心理科治疗，另外一些患者担心服用西药抗抑郁药会有依赖性，要长期服药，故拒绝服用西药治疗。对于此类患者，中医治疗优势明显。纵观本案患者治疗全程，患者无明显药物不良反应，抑郁症状逐步缓解，整个治疗过程持续约 6 个月，患者抑郁症状好转后停用中药,抑郁症状无复发。

问答

一问:处方为何选用紫石英、阳起石、钟乳石等矿物药?

答:《神农本草经·上品》曰:"紫石英,味甘,温。主心腹咳逆邪气,补不足,女子风寒在子宫,绝孕十年无子,久服温中,轻身延年。"《汤液本草·玉石部》言:"气温,味甘、辛,入手少阴经、足厥阴经。"《名医别录》云:"疗上气心腹痛,寒热邪气结气,补心气不足,定惊悸,安魂魄,填下焦……令人悦泽。"由此可见,紫石英归心、肝经,温(肝)阳暖宫,镇心安神。《中国药典》记载紫石英的来源为氟化物类矿物萤石族萤石,主含氟化钙(CaF_2),紫色或绿色,深浅不等。据临床观察看,中药房所提供的紫石英绿色多于紫色,青为肝木之色,主入肝经。紫石英自古以来常用于治疗女性宫寒不孕,现代实验室研究表明紫石英具有改善大鼠排卵障碍、促进卵泡发育、促进卵巢分泌功能等作用,可见紫石英可入肝经以温肝阳、启生机。阳起石见于《神农本草经·中品》:"味咸,微温。主崩中漏下,破子脏中血;癥瘕结气……无子,阳痿不起,补不足。"阳起石入肾经,与紫石英合用以温下焦而散寒,益肝肾,补精血以振宗筋之痿,可见阳起石入肾经,滋肾阳以温肝阳,启发生机。钟乳石又名石钟乳,为碳酸盐类矿物方解石族方解石,主含碳酸钙。《神农本草经·上品》曰:"味甘,温……明目,益精,安五脏;通百节,利九窍。"《本草纲目》曰:"阳明经气分。"《雷公炮制药性解》曰:"入肺、肾二经。"《玉楸药解》曰:"入足太阴脾、手太阴肺、足少阴肾、足厥阴肝经。"可见钟乳石可温脾胃、肺、肾、肝之阳,《本草纲目》记载钟乳石"令阳气暴充,饮食倍进,而形体壮盛",故可用于温肝阳、暖脾胃以恢复生机。据研究,此类矿物药自古以来用于治疗疾病,可能是因为矿物药补充了人体缺乏的某些微量元素。

二问:抑郁症评估量表有很多,各自有何差异?临床如何选择?

答:抑郁症评估量表包括他评量表(医生评估)和自评量表(患者自评),其中他评量表包括汉密尔顿抑郁量表(HAMD)、蒙哥马利抑郁量表(MADRS)、医院用焦虑抑郁量表(HADS)、老年抑郁调查量表(GDS)等,其中汉密尔顿抑郁量表是目前使用最广泛的抑郁症评估工具之一,是用于评定抑郁症患者躯体和精神症状的临床访谈问卷,可评估抑郁症患者症状的严重程度和治疗性改变,被广泛用于各种抑郁障碍,包括躯体疾病伴发的抑郁症状。汉密尔顿抑郁量表的优点是全面客观,缺点是耗时较长,做一次评定需 15～20 分钟。自评量表包括 Zung 抑郁自评量表(SDS)、9 条目简易患者健康问卷(PHQ-9)、快速抑郁症症状自评问卷(QIDS-SR)、Bec 抑郁问卷(BDI)和儿童抑郁障碍自评量表(DSRSC)。其中以 SDS 和 PHQ-9 最为常用,PHQ-9 是一个简短的问卷,包含 9 个问题,涉及情绪低落、兴趣丧失、睡眠障碍、疲劳感、食欲变化、自我负面评价、注意力难以集中、动作迟缓或激动,以及自杀意念等方面。患者可以通过回答这些问题来评估自己的抑郁症状,操作简便,无须专业人员指导即可完成自评,2～3 分钟即可完成。SDS 将出现的症状分为 4 级,分别是偶有(0 分)、有时(1 分)、经常(2

分)、持续(3分),用于衡量抑郁症状的轻重程度及其在治疗中的变化,该量表的评分不受年龄、性别、经济状况等因素影响,使用简便,能相当直观地反映患者抑郁的主观感受及其在治疗中的变化,广泛应用于门诊患者的初筛、情绪状态评定以及调查、科研等,在一定程度上能够了解被调查者近期心境。

(石　云　介　勇　胡　曼)

附名家医案(寡欢忧郁,木郁化火)

荣秉之三令媛,幼因闻受聘夫之噩信,每每寡欢。辛丑春月,忽头眩欲仆,手足冷,耳鸣,心悸,轰热,以为肝郁所酿,用天麻、蒺藜、蛤壳、牡蛎、磁石、甘菊、茯神、桑叶、丹皮、龙齿、合欢皮、白芍、川贝母等,诸症均减。因郁闷不解,气机不畅,用老苏梗、郁金、木蝴蝶、绿萼梅、蒺藜、橘叶络、茯神、远志、丹皮,郁闷循解。惟烘热屡用初方未应,继审肝脉甚弦,加羚羊,大减。此忧郁而成肝病,仍以清木火而验。

(《周小农医案·肝气·肝火·偏头痛》)

按语 寡欢忧郁,肝气郁遏,久郁化火,遇春阳生,风阳上扰清空,忽头眩欲仆,耳鸣,心悸,烘热;阳气郁遏,不得宣达,手足逆冷。初治以凉血平肝、息风镇静、化痰理气之品,症减。次以疏解郁闷、调畅气机之品,郁闷循解。然肝脉甚驶,风阳未平,烘热未应,加羚羊角凉血清热,平肝息风,烘热大减。

单纯型精神分裂症-癫病（阴阳不和，心神不明）

王某，女，1967 年 5 月 14 日生于上海，2023 年 7 月 27 日初诊。

【代主诉】孤僻、生活疏懒、少动不语 10 余年。

【现病史】病前性格内向，离婚状态，在公司从事文员工作。患者 10 年前无明显诱因逐渐出现不喜见人、不说话，数问不答，家属想尽各种办法均不能使其开口讲话，他人也无法与之对话，默默不语，独坐少动，生活疏懒，除日常基本起居外，多躺在床上，日常生活需要年迈母亲帮助照顾，不愿出门。未见自言自语、隔空对话等症状，无自伤自杀、冲动行为及外跑。在上海某三甲综合医院就诊，具体诊断不详，予利培酮 5 片（具体不详）治疗，服药后白天嗜睡，表情呆滞，不喜见人、不说话改善不明显。

【中医四诊】独坐懒动，不语，仪容尚整。胃纳一般，口干，喜冰饮，大便尚调，夜寐欠安，21 点开始睡觉，入睡需半小时至 1 小时，睡至凌晨 3 点醒。舌红，苔薄白，脉沉急弦。

【既往史】无殊。

【体格检查】无殊。

【辅助检查】无殊。

【中医诊断】癫病。　【西医诊断】单纯型精神分裂症。

【中医辨证】阴阳不和，心神不明。

【治则治法】交通阴阳,开窍明神。

【处方用药】黄连9g,青黛6g^{后下},水牛角15g^{先煎},羊角15g^{先煎},鹿角6g^{先煎}①,冰片0.3g,苦参9g,石菖蒲9g,远志9g,紫石英9g^{先煎},阳起石9g^{先煎},铁落15g^{先煎},炙鸡内金9g,川芎9g,14剂,每日1剂,代煎口服,日二服。

二诊(2023年8月10日) 其母代述:夜寐安,服药后即想睡,中间醒1次。口干(点头示意)。舌暗,有裂纹,苔薄白,边有痰涎。脉沉。处方:予上方加香附6g、天花粉15g、生山楂15g,10剂,煎服法同前。

三诊(2023年8月24日) 其母诉症状改善不明显,夜寐欠安,20—21点睡,3点、4点、5点会醒,口干,大便调,诊间无话。舌边红,苔白腻,舌下络脉紫,脉弦滑。处方:上方去阳起石,苦参改为15g,石菖蒲改为15g,加寒水石15g,14剂,煎服法同前。

四诊(2023年9月14日) 其母诉其在家言语多些,稍可应答,夜寐可,口干多饮,大便日行1次,量少欠畅,体重增加。舌偏红,苔薄白,脉滑弦。处方:上方天花粉改为30g,14剂,煎服法同前。

五诊(2023年10月26日) 症如前,纳寐可,大便调,诊间无话。舌暗红,苔薄白,脉数。处方:黄连9g,青黛6g^{后下},水牛角

---

① 水牛角、羊角、鹿角三角合用是沪上名中医陈苏生治疗中风的常用组合,陈氏认为三药合用可用于治疗热毒闭阻脑窍,此处三角汤起清热开窍的作用。

15g^{先煎},羊角15g^{先煎},鹿角6g^{先煎},冰片0.3g,苦参15g,石菖蒲15g,远志9g,紫石英15g^{先煎},铁落15g^{先煎},鸡内金9g,川芎9g,制香附6g,天花粉30g,生山楂15g,葛根15g,14剂,煎服法同前。

六诊(2023年11月9日)~**十五诊**(2024年3月21日)

症状改善不明显,主诊医师认为病机把握准确,起效尚需时日,故在五诊处方基础上,根据患者睡眠、寒热、口干、饮冰、舌脉等情况调整温阳药、清热药、开窍药剂量。十五诊处方:黄连6g,通草6g,生地30g,甘草9g,淡竹叶15g,寒水石30g,制大黄6g,玄参30g,百合15g,冰片0.2g,紫石英15g^{先煎},阳起石15g^{先煎},钟乳石15g^{先煎},淮小麦30g,人参3g,21剂,煎服法同前。

十六诊(2024年4月25日) 可简单对话,多单字或词语,夜寐欠安,夜半醒来后饮冰可乐,大便调。舌偏红,苔薄白腻,边有痰涎,脉沉数。处方:上方去寒水石,加铁落30g^{先煎}、石菖蒲15g、远志9g,14剂,煎服法同前。

十七诊(2024年5月16日) 单字或词语简单对话。早醒,2~4点会醒,30分钟左右可再入睡,7点起。喜冰饮如前。大便1次。舌暗红,苔薄白,边有痰涎,脉弦滑数。予上方加川楝子6g,14剂,煎服法同前。

十八诊(2024年7月4日) 言语明显增多,可主动与医生沟通,本次就诊对话约15句,问答切题。其母诉其在家言语也增加,但总体仍属于话少,不喜见人,不愿随其外出买菜。忽然有一日不想喝可乐,故戒除,改为饮 2 罐牛奶。大便欠畅。夜寐 2~3 点会醒,手会抖。舌暗红,苔薄黄腻。脉弦滑数。处方:上方去淡竹叶,加积雪草 30 g,14 剂,煎服法同前。

十九诊(2024 年 8 月 8 日) 对话量与十八诊时同,仍不愿出门,在家可做饭、烧菜。未再饮冰可乐,现每日饮 1 罐牛奶,二便调,无口疮。22 点入睡,2 点、4 点会醒 2 次,睡至 5~6 小时,睡眠时有不足。舌边暗红,苔薄腻,脉弦。予上方加五味子 6 g,14 剂,代煎口服,今日起中药改为日服 1 次。

二十诊(2024 年 9 月 5 日)、**二十一诊**(2024 年 10 月 31 日) 患者言语增多,对答如常,可自行挂号就诊。其母诉在家双方对话增多,可主动外出买菜。口渴不甚,未再饮冰冻饮料,现饮常温矿泉水。夜寐多醒,总时间约 8 小时。大便调。舌暗偏红,苔薄白,舌下络脉紫,脉细弦略数。二十一诊处方:通草 6 g,生地 24 g,玄参 24 g,甘草 9 g,生鸡内金 9 g,百合 15 g,黄连 9 g,紫石英 12 g^{先煎},煅阳起石 12 g^{先煎},钟乳石 12 g^{先煎},人参 7.5 g,熟大黄 9 g,铁落 30 g^{先煎},石菖蒲 15 g,远志 9 g,五味子 9 g,14 剂,代煎口服,日服 1 次。

【病机分析】患者以慵懒、少动、不语为主要症状,病程已 10 余年,经精神科诊断为精神分裂症(单纯型精神分裂症),中医归属于"癫病"①范畴。《素问·灵兰秘典论》云:"心者,君主

---

① 癫病:癫病以"静"为主,常神情抑郁,表情淡漠,静默少言或喃喃自语,或哭笑无常,甚者可见幻觉妄想、言语错乱、不知秽洁、不思饮食,乃至有自杀念头或行为。

之官……主不明则十二官危。"人的行为是神志功能的外现,慵懒、少动、不语等行为异常提示心主不明。癫病病名始见于《灵枢·癫狂》,《难经·二十难》曰:"重阳者狂,重阴者癫",将癫与狂区分。本案患者疏懒、少动、不语为"阴证",脉沉弦急为"阳脉"①,脉证不合。可知患者虽呈阴证表现,但并非阴寒盛所致。如《素问·生气通天论》所言:"阴不胜其阳,则脉流薄疾,并乃狂。阳不胜其阴,则五藏气争,九窍不通。"患者的"阴证"系阳郁于内,阳不外达,阴盛于外,阴阳不相交通,使道不畅,心神不明。患者能听懂他人言语、理解他人动作并做出恰适的反馈(如不欲精神科就诊,中医门诊可配合医生看舌把脉,日常饮食、个人卫生可自理),其母反映患者长期缄默少动,未曾见其隔空对话或与人交流貌,可判断患者无妄见、妄闻,其眼、耳、鼻、口等官窍无异常,仅见舌窍不利,语言不出。《灵枢·经脉》曰"手少阴之别,名曰通里,去腕一寸,别而上行,循经入于心中,系舌本",心开窍于舌,手少阴经系舌本,今语言不出系心神与舌窍沟通的使道不畅②。因此本案病机可归纳为(心)火郁于内,阳不外达而使外现阴象,阴阳不相交通,以致心神不明。故初诊以黄连、铁落、青黛、苦参清热泻火,水牛角、羊角、鹿角清

---

① 《难经·四难》云:"脉有一阴一阳,一阴二阳,一阴三阳。"沉为阴脉,弦、急皆为阳脉,此为一阴二阳,应归为阳脉,主阳盛之热象。
② 使道不畅(通):"使道"出自《素问·灵兰秘典论》:"主不明则十二官危,使道闭塞不通,形乃大伤。"王冰将"使道"注解为神气行使之道,后世医家则认为"使道"还有神气往来之道、心神驱使之道的内涵,即神可主形,通过"使道"驱使脏腑官窍保持正常运作。若使道不通,则五藏神之间、五藏神与神窍之间的通路闭塞,最终引起心神不明,出现神志异常。

热开窍,紫石英、阳起石温振肝阳以开郁通阳,石菖蒲、远志涤痰开窍,冰片清热开窍,川芎行气活血,炙鸡内金佐制金石之药。沪上名老中医陈苏生先生认为山羊角代羚羊角能平肝息风,缓解脑血管痉挛,水牛角代替犀牛角可解毒醒脑,鹿角可通督脉消血肿,三角合用可用于治疗热毒闭阻脑窍的疾病,起到清热解毒、开窍醒脑之用①。本案患者火郁于内,阳不外达,阴盛于外,阴阳不交通,使道不畅,心不能主舌窍,故语言难出,除用常规清热药清心肝热外,还用三角汤清热开窍醒神。为防止纯用寒凉药进一步加重阳气郁闭,治疗中使用紫石英、阳起石开郁通阳。

二诊时患者睡眠改善,患者懒动不语,点头示意口干。提示阳郁未开,内热伤阴,加用香附疏肝解郁,天花粉清热养阴润燥。三诊患者夜寐不安,多醒,懒动不语如前,恐内热深重,温阳药过多易助热扰神,故去阳起石,加寒水石清心热,石菖蒲涤痰开窍。四诊时,患者母亲诉其在家言语多些,大便欠畅,故加大天花粉剂量以清热润燥。五诊~十五诊患者在家语言量同四诊,增多不明显,诊间以手指示意或点头示意,喜独处,恶见人,常默默。治疗根据患者睡眠、寒热、口干等情况调整温阳药、清热药、开窍药剂量。治疗期间其母反映患者喜冰饮,每日必饮3~5罐冰可乐,凌晨醒来觉口干必饮冰可乐。考虑患者内热仍重,遂以温阳药开通郁结,逐步增加清热药剂量及种类

---

① 参见陈明华.陈苏生治疗中风及其后遗症经验[J].中医杂志,1992(4):44-45.

以清内热,平衡阴阳。至第十六诊,患者可简单对话,多单字或词语,活动增多,仍恶外出见人,喜独处。至第十七诊,患者言语明显增多,可主动与医生沟通,本次就诊对话约 15 句,问答切题。其母诉其在家言语也增加,但仍话少,不喜见人。已自行戒除冰可乐。考虑患者郁闭渐开,内热渐清,此后守方化裁。患者语言量稳定,活动增加,可烧菜及外出买菜,自行挂号就诊,中药改为每日 1 次,病情稳定。

患者历经 10 余年精神科药物治疗,少动、不语等未见明显改善,逐渐排斥西药治疗,不肯服药,且拒绝继续精神科就诊,其母只能偷偷将药物(具体不详)碾碎混在食物中,令其服下。在中药治疗的 1 年多里,患者症状逐步、缓慢向好,社会功能逐渐恢复。在辨证准确的基础上,历经 1 年的坚持,终于取得疗效,实属不易。因患者一贯沉默不语,治疗过程多依赖其母亲的观察口述,后期言语增多,诊间交流多以话家常为主,为避免引起患者不愉快的情绪,未曾追问患者发病前后的经历,病史略显简单。

按语 精神分裂症阴性症状一直是精神科治疗的难点,典型抗精神病药物对阳性症状的治疗效果明显,对阴性症状的治疗效果差,非典型抗精神病药物对阴性症状也有疗效,但临床疗效仍欠佳。本案患者历经 10 余年的西药治疗,其阴性症状均未能取得明显改善,配合 1 年多的中药治疗,症状明显改善,可见中西医结合治疗的优势。

问答

一问:什么是单纯型精神分裂症? 如何与他病鉴别?

答:根据临床症状,精神分裂症可分为多个亚型,如偏执型、紧张型、青春型、单纯型、未分化型等。单纯型精神分裂症的临床特点是起病缓慢、逐渐进展的精神衰退，幻觉和妄想不明显。早期表现类似"神经衰弱"，如主观的疲劳感、失眠、工作效率下降等，逐渐出现日益加重的情感淡漠、孤僻退缩、思维贫乏、生活懒散、丧失兴趣、生活毫无目的等行为改变。此型患者早期常不被注意，往往在起病多年病情严重时才被发现。该病与抑郁症均可见疲劳感、兴趣丧失、少语少动，但抑郁症整体发病过程呈发作性、阶段性，在缓解期，患者社会功能相对较好，而非进行性衰退；此外，抑郁症患者常有情感体验，有愁眉苦脸、悲伤消极的情绪输出，而非情感淡漠、思维贫乏，二者可通过发病过程和其他症状来鉴别。

二问：什么是精神分裂症"阴性症状"，与中医的"阴证"内涵是否相同？

答： 精神分裂症症状可分为阳性症状与阴性症状，阳性症状包括幻觉、妄想、明显思维形式障碍、行为紊乱等；阴性症状包括情感平淡、言语贫乏、思维意志缺乏等。大体而言，阴性症状所呈现的状态与中医"阴证"基本相同，均为静而少动、抑制性的症状，但若患者存在幻听、妄想，在幻听、妄想控制下静而少动，则不是阴性症状，西医认为只要存在多余的、不恰当的幻觉妄想，即为阳性症状。

三问：中医如何认识癫病？

答： 与狂病相比，癫病多静默，以阴证为主，且多病程较长。癫病的发作或因情志过极，或因七情郁结，或因先天禀赋失常，或因外伤、药物等损伤脑部，导致脏腑功能紊乱，心脾气血衰耗,痰气凝结,神明受扰,从而出现精神失常。病位在心、脑,与肝、脾、肾关系密切,早期以痰气郁结为主,日久则虚实夹杂。

(石 云 胡 曼 姜雅琴)

附名家医案(痰湿弥漫,机窍不利)

倪左,年十余龄,江阴铜匠。乙丑九月诊:呆病不言不饥,大便旬日一解,小溲亦少,行步蹇滞,必加扶掖,眼目亦不灵活,脉缓,苔腻。九窍窒塞,痰湿弥漫。温胆汤去草,加石菖蒲、胆星、郁金生矾水磨汁冲、预知子、射干、枫果。另加保赤丹九厘、雄精一分,研服。

二剂,便解溲多,痰由咳出,神转灵活。原方保赤丹改用四厘。

续服二剂来诊。已毋庸扶掖,行走自如,且解对答。脉转起,苔化转黄。述知寅时不寐,头昏肢弱。半夏、秫米、夜合花、远志、胆星、黛蛤、射干、石菖蒲、茯神、陈皮、竹茹、预知子。另指迷茯苓丸二钱、三石丸九分。

廿九日诊:胃钝大好,向有鼻渊,头昏少寐。脉振卓,苔黄减,质绛。良由痰浊已化,木火未清。再清养息木安神。女贞、旱莲、珍珠母、黛蛤、夜交藤、炒枣仁、牡蛎、甘菊、稆豆、蔓荆子、鳖甲、天冬、夏枯草。二剂,寐安晕定。后因多食山芋,又沉迷口噤不食者二日。其父又将初拟之方与服,人事复清。来续诊时,言之如此。

(《周小农医案·癫狂》)

按语 男,年十余龄,正当生机勃发,机窍灵利之时,无奈痰湿弥漫,九窍窒塞,致神窍不利,神机呆钝,上则不言不饥,眼目不活,下则大便旬日一解,小溲亦少,外则行步蹇滞,必加扶掖,形似西医所谓"木僵状态,或亚木僵状态",证属呆病癫证无疑。周氏以温胆汤、指迷茯苓丸等祛痰化痰方药治疗,至便解、溲多、痰出,示痰浊已化,气机通利,神机灵活,行走自如,且解对答,后以清养息木安神法善后。

第二章　情志病案

情志病指由五脏气失和所致,以喜、怒、忧、思、悲、恐、惊等情绪表现异常为主症的一类病证。情志指喜、怒、悲、忧、恐五种情感活动,又称为五志或五情。因人的情感活动非常复杂与丰富,后世医家又将其扩展为喜、怒、忧、思、悲、恐、惊七种情志,简称七情。《素问·阴阳应象大论》曰:"人有五藏化五气,以生喜怒悲忧恐。"说明人的情志活动本质上是源于脏气活动,是脏气活动的一种外在表现。心为情欲之主,《素问·灵兰秘典论》曰:心为君主之官,肝为将军之官。肝虽主调畅情志,然情志活动最终受控于心神。故情志活动本质上源于神志活动,是神志活动的外在表现形式之一。典型情志病如脏躁病、梅核气、奔豚气病、郁证等。

抑郁状态-郁证(肝郁脾虚,心神失养)

张某,女,1995年8月生于山东,2024年8月6日初诊。
【主诉】情绪低落2月余。

【现病史】患者 2 个月前因工作压力大、精神紧张开始出现情绪低落,感到整日不开心,做事提不起精神,经常悲伤哭泣,食欲不振,入睡困难,要花 2 小时才能入睡,眠浅易醒,醒后难以再寐,夜间只能睡 4~5 小时,勉强维持工作。2024 年 7 月至某市精神卫生中心诊断为抑郁状态,予盐酸舍曲林(100 mg,每日 1 次)抗抑郁、阿普唑仑(0.8 mg,每晚 1 次)助睡眠治疗,服药 1 个月,情绪及睡眠状况无明显改善,自觉工作能力下降,无法胜任工作,对自己表现不满意,自责内疚,非常疲乏,不愿与人交流,倍感痛苦。今至中医科就诊。

【中医四诊】体瘦,愁苦面容,情绪低落,感到不开心,悲伤欲哭,神疲乏力,纳呆,少食,夜寐不安,入睡困难,寐浅易醒,醒后难以再寐,二便尚可,月经正常。舌偏红,苔薄腻,舌下络脉紫,脉沉郁,冲脉触诊(+++)。

【既往史】否认高血压、糖尿病、甲状腺功能减退等慢性病史。

【体格检查】无殊。

【辅助检查】暂缺。

【中医诊断】郁证。 【西医诊断】抑郁状态。

【中医辨证】肝郁脾虚,心神失养。

【治则治法】疏肝行气,解郁安神。

【处方用药】柴胡 6 g,当归 9 g,生白芍 12 g,炙甘草 15 g,生白术 15 g,朱茯神 15 g,淮小麦 45 g,大枣 3 g,薄荷 6 g^{后下},生牡蛎 30 g^{先煎},积雪草 15 g,薏苡仁 15 g,石菖蒲 15 g,远志 9 g,通草 6 g,冰片 0.2 g,紫石英 15 g^{先煎}。14 剂,每日 1 剂,代煎口服,

日二服。

二诊(2024年8月22日) 患者诉服药后前几日情绪平稳,较之前感觉开心,周一开始又想哭,周三起情绪低落越发明显,觉得自己能力差,畏寒,手抖,无口疮。舌偏红,苔薄白腻,舌下脉络紫,脉沉,冲脉触诊(+ +)。患者服药后情绪出现短暂波动,本周悲伤情绪加重,又出现畏寒、手抖等不适,考虑肝气郁结,疏泄失常,气血运行不畅,筋脉失于濡养,故淮小麦加量至60 g,炙甘草18 g养心气,另予阳起石18 g^{先煎},桂枝3 g温振肝阳,改白芍为赤芍12 g化瘀解郁。14剂,每日1剂,代煎口服,日二服。

三诊(2024年9月12日) 患者夜寐有改善,可睡整觉,从23点到早上7:30,情绪较前好转,但患者仍多思虑,觉工作能力差,悲伤欲哭。舌红,苔白腻,舌下脉络紫,脉沉,冲脉触诊右侧(一)、左侧(+一)。患者证有好转,调整药物剂量盐酸舍曲林(75 mg,每日1次)、阿普唑仑(0.2 mg,每晚1次)。上方去桂枝,改朱茯神为茯神15 g。14剂,每日1剂,代煎口服,日二服。

四诊(2024年9月25日) 患者服药后情绪改善,疲乏时巅顶有疼痛,按压时减轻,与同事朋友交流增多,胃纳可,二便调,夜寐安,可睡7~8小时,舌偏红,苔薄腻,舌下络脉紫,冲脉触诊(+)。今调整药物剂量阿普唑仑(0.2 mg,每晚1次),上方加桑叶9 g。患者出现头痛,结合目前时令,考虑凉燥气盛,加桑叶以养阴润燥。14剂,每日1剂,代煎口服,日二服。

【病机分析】朱丹溪云："气血冲和，万病不生，一有怫郁，诸病生焉。"本例患者以忧郁、悲哭、失眠、疲乏等为主要症状，但归纳之，乃一郁字。精神科诊断为抑郁状态，中医归属于郁证范畴，病机在于肝郁脾虚，心神失养。《杂病源流犀烛·诸郁源流》曰："诸郁，脏气病也，其原本于思虑过深，更兼脏气弱，故六郁之病生焉。"患者以工作压力大为诱因，心情不畅、思虑过度，思则气结，出现肝郁，情志抑郁，肝木不能顺其条达之性，疏泄失常，则情绪低落，易哭；气机不畅，经络不通，则头痛；气郁耗伤心神则寐差、易醒，志趣淡漠；克制脾胃，故而纳少，舌脉亦为佐证。患者在就诊前曾使用盐酸舍曲林、阿普唑仑治疗，盐酸舍曲林为临床一线使用的 SSRI 类抗抑郁药，适用于各种类型和不同严重程度的抑郁障碍，能够缓解抑郁情绪，改善患者的心境低落、兴趣丧失、精力减退等症状。阿普唑仑片属于苯二氮䓬类药物，具有抗焦虑、镇静、催眠等作用。初起治疗效果不佳，在联合中药治疗后，患者的症状逐步得到控制。

费伯雄说："凡郁病必先气病，气得疏通，郁于何有？"治疗上以逍遥散解肝气之郁结，紫石英、阳起石、桂枝温振肝阳助肝气生发，肝郁日久则生痰湿，予薏苡仁、积雪草清化痰湿，石菖蒲、远志去浊安神，以冰片畅通经络阻滞。肝体阴而用阳，肝阴血常有不足，血主濡润，血不足，脏腑失润养必生燥邪，肺在志为悲，在声为哭，燥金克木，肝气升发不及，肝气失摄而泣泪，以甘麦大枣汤补土生金，缓急润燥。二诊，患者情绪低落、睡眠即有改善。三诊、四诊，患者情绪、睡眠等症状随气郁逐渐舒解而均进一步改善,冲脉按压亦从起初(+++)减轻为(+),再守原法,使肝气舒畅,脾胃气血调和,并逐渐调整精神科药物剂量。本案患者治疗2个月,缠绵已久之症已向愈,情绪亦由忧郁而渐趋开朗。

按语 抑郁症又称抑郁障碍,是心境障碍的主要类型,主要临床特征是显著而持久的心境低落。病程长,迁延难愈,且易复发,对患者及家庭带来巨大影响。目前,抑郁症的治疗主要是抑制单胺类神经递质降解或再摄取的抗抑郁药作为首选治疗,能在一定程度上缓解临床症状,但易出现不良反应。逍遥散联合甘麦大枣汤在治疗郁证上可以达到疏肝解郁、养血健脾安神的功效,使木郁达之,脾虚得复,心神得养,对郁证肝郁脾虚证患者尤为适宜。在问诊中医师注重心理疏导,鼓励患者加强自我情绪调节的意识。中西医联合用药,可达到快速控制症状、稳定疗效的结果。

问答

一问:何为"郁病"?"郁病"和"郁证"有什么区别?

答:郁病多由情志不遂,神志久郁,神明受扰,神机渐泯所致,以郁郁悲悲,心常不乐,僵仆直视,自欲寻死,或昼夜不眠,兀坐独语,或狂言妄见为主要临床表现的一类神志异常类病证。中医学中的"郁"有广义、狭义之分。广义之郁源于《内经》,发挥于朱丹溪。《丹溪心法·六郁》所言之气、血、痰、火、湿、食之郁,属广义之郁,又谓之因病而郁,称为郁证。狭义之郁则特指以"情志抑郁"为主的一类疾病,根据抑郁的严重程度可分为"郁证"阶段和"郁病"阶段。前者多由情志不畅、所愿不得、情志怫郁、肝气郁结所致,以郁闷不乐、胸胁胀痛、情绪躁扰、烦闷易怒、情绪不稳为主症的情志异常类病变,此阶段仅涉及脏腑气化功能失常,病情较轻;后者多因情志久郁,神志渐损,神明失司,使道不通、神机渐泯,以郁郁悲悲、心常不乐、僵仆直视、自欲寻死为主症的神志异常类病变,此阶段已影响到患者"神"功能,导致认知和行为的偏差,病情深重,难治。

二问:四诊中加桑叶是何意?

答: 中医认为,秋季属金,与肺相应,此时气候干燥。秋燥之气,轻则为燥,重则为寒,化气化湿,复气为火。普通凉燥伤人,会有类似太阳伤寒的表现,加倍凉燥伤人还会出现金克木的表现,为了抵御这种严苛的邪气,在处方时,除增加养阴润燥之品以收敛肺气,还可配伍暖肝理气之药。四诊时结合当时时令变化,凉燥气盛,加桑叶养阴润燥以收敛肺气,防金胜克伐肝木。

三问:在抑郁症治疗中如何把握金石类药物剂量?

答: 肝郁,实则为肝阳不足,紫石英、阳起石属于金石类药物,性温,有补肝肾壮阳之效,在临床上此类药物可快速提振抑郁症患者的精神,紫石英、阳起石的剂量可以从9g起步,以大便难或口渴生疮或觉身体燥热是为中病,可以考虑逐步减量,最大剂量各用至15～30g。

(石 云 姜文秀)

附名家医案(气郁化火,逆乱上冲)

朱,三二,因抑郁悲泣,致肝阳内动,阳气变化火风,有形有声,贯膈冲咽,自觉冷者,非真寒也。《内经》以五志过极皆火,但非六气外来,芩、连之属不能制服,固当柔缓以濡之,合乎肝为刚脏,济之以柔,亦和法也。生地,天冬,阿胶,茯神,川斛,牡蛎,小麦,人中白,熬膏。

(《临证指南医案·郁》)

按语 此因抑郁悲泣,情志致病。气郁而结,气机不得调畅通达,一则化火升风,二则逆乱上冲,三则气失温煦,故患者现"有形有声,贯膈冲咽,自觉冷者"之症。抑郁化火,心肝阴血暗耗。治用生地、天冬、川石斛、人中白滋阴息风,清热降火;阿胶、茯神、小麦养血安神,调畅情志;牡蛎平肝潜阳,重镇安神。全方形神兼调,使气血和调而病愈。

抑郁状态-郁证(因虚致实,气机郁遏)

林某,女,1954 年 6 月 18 日生于上海,2024 年 3 月 19 日初诊。

【主诉】情绪低落 3 年余,胸脘痞闷 4 月。

【现病史】患者 2021 年初因照护幼儿与儿媳不睦,闷闷不乐,感到生活无趣;体检示"肺结节",忧虑更甚,渐生不寐、呃逆、泄泻、盗汗诸症。求诊我处,先后以健脾和营、舒肝和胃为法,方用建中、柴胡之属,心理疏导、汤药调治半年有余,愈其大半停药,偶服少量阿普唑仑助眠,间断我处随访。2023年11月又与家人争执,复感人腺病毒(ADV)①,寝食难安,咳嗽胸闷,予解表方药3日后咳嗽、纳寐明显好转,唯感胸脘痞闷、气短乏力;数日前再次外感,症情益甚。

【中医四诊】情绪低落,倦怠乏力,胸脘痞闷,时感气促,晨咯黄痰,纳可便调,夜寐不实,醒后自觉口干,舌淡红,苔薄白微腻,两寸脉弦。

【既往史】6年前有甲状腺恶性肿瘤史,外院手术治疗(具体不详),长期口服左甲状腺素,定期随访无复发转移,甲状腺功能正常。

【体格检查】体温平,神清,精神可,两肺呼吸音清,未及明显干湿啰音,心率76次/分,律齐,未及杂音。

【辅助检查】无。

【中医诊断】郁证。 【西医诊断】抑郁状态。

【中医辨证】痰气互结,气机郁遏。

【治则治法】降气化痰,通阳散结。

【处方用药】枳实薤白桂枝汤加减。

炒枳实15g,薤白6g,全瓜蒌30g,桂枝9g,厚朴12g,姜半夏12g,7剂,每日1剂,水煎300 mL,分温三服。

---

① 腺病毒感染:腺病毒引起的急性传染病,易侵犯呼吸道及消化道黏膜、眼结膜、泌尿道和淋巴结。主要表现为急性上呼吸道感染,其次为眼部和胃肠道感染。

二诊(2024年3月26日) 药后咳痰已除,乏力减轻,仍感情绪低落,胸脘痞塞,自述敲打胸前区后痞塞部位可下移至脐上。汗出较多,气促动甚,口苦口干,舌红,舌边白涎,苔薄白,脉细弦。考虑少阳枢机不利,兼营卫不和,改投柴胡桂枝汤。

用药:柴胡24g,黄芩9g,姜半夏12g,党参9g,桂枝9g,生白芍9g,大枣9g,炙甘草9g,7剂,每日1剂,自备生姜3片,水煎300 mL,分温三服。

三诊(2024年4月9日) 上药服2剂后,患者因出现尿频停药,转至外院就诊,服"补药"(具体不详)3剂后自感双足胫冷、巅顶汗出、生痘疹,余症同前,遂停诸药。现舌红,舌边白涎,苔薄白,脉弦数。考虑前证之上又增相火不降,予柴胡桂枝干姜汤加减。

用药:柴胡24g,黄芩9g,天花粉12g,干姜6g,桂枝9g,生牡蛎15g^{先煎},炙甘草6g,炮附子3g^{先煎},7剂,每日1剂,水煎300 mL,分温三服。

患者外出,电话随访述药后夜寐转安,因未再照顾幼儿,心情、体力均较前改善,但胸脘痞塞未得缓解,自服鹿茸、西洋参制品,痞塞明显减轻,下移至脐周,自行按摩腹部可完全缓解约半日,睡眠亦进一步改善。舌淡红,苔薄白,脉稍弦。

【病机分析】本案患者为老年女性,初因与儿媳不睦而情志不调。《灵枢·本神》谓:"脾愁忧而不解则伤意,意伤则悗乱。"情志郁遏,日久不解,成为精神心理疾病的诱发因素,外感六淫、劳倦则为加重因素,以致患者出现情绪低落兼不寐、呃逆、泄泻、盗汗、脘痞诸症。病程日久者，多见虚实夹杂之证，对于久病、老年患者的诊治，更须注意从气血脏腑阴阳及其动态关系综合考量，厘清标本先后。初诊时，患者情绪低落、乏力，系乙木不升的气郁之症，又有胸脘痞闷、咯痰、苔腻、寸脉弦等痰阻之征，痰气互结于胸，气机升降失常，故有气促。参《金匮要略·胸痹心痛短气病脉证治》曰"胸痹心中痞，留气结在胸，胸满，胁下逆抢心，枳实薤白桂枝汤主之"，先以通阳散结、祛痰下气，恢复气机升降展布为要。方中瓜蒌甘寒，薤白苦温（《神农本草经》），共奏涤痰散结宽胸之效；枳实、厚朴、半夏燥湿化痰，下气除满；佐以桂枝通阳降逆平冲，且能调木气（《长沙药解》）。寓降逆平冲于行气之中，恢复气机升降；寓散寒化痰于理气之内，宣通痰浊痹阻。

二诊咳痰明显好转，苔已不腻，提示痰邪化去。然情绪低落、胸闷脘痞、口苦口干、脉细弦，提示气痞仍在，有少阳枢机不利之象，当以柴胡剂疏利气机。考虑其近期外感，现汗出较多，更加桂枝、白芍解表和营，综上投以柴胡桂枝汤。该方本可疏通三焦，"上焦得通，津液得下"（《伤寒论》），服药期间患者出现"尿频"或为正常反应，此时若责之虚而补，气郁化火，则在上为头汗、痘疹；气机郁滞，阳气展布不利，则下元虚寒而双足胫冷。处方仍用柴桂剂，方中天花粉清热消肿排脓，牡蛎潜降相火，酌予附子补下元不足，伍干姜温运脾土。

老年患者常有两本不足[①]，服温通行气方药后诸症改善，唯

---

① 两本不足：即脾肾不足。肾为先天之本，脾为后天之本，合称"两本"。

胸脘痞塞未得缓解,当有因虚致实之虑。《素问·骨空论》言:"冲脉为病,逆气里急",患者的痞塞游移于胸腹正中,病位上需考虑与冲脉相关。冲脉为十二经脉之海,调节十二经气血;并少阴经,夹脐上行,散入胸中。若肝肾不足,冲脉失养,则可见气逆而胸腹痞满闷痛。虚则补之,如陈修园《妇科要旨》所言:"鹿茸入冲、任、督三脉,大能补血,非无情之草木可比也",故以鹿茸补益肝肾,调理冲任,西洋参补气养阴,药简力专,终获佳效。

按语 《医方论》曰:"凡郁病必先气病,气得疏通,郁于何有。"气机郁滞是郁证的基本病理,理气开郁是治疗郁证的基本原则,虽宜理气为先,仍应兼顾虚实,尤需注意久病伤及脏腑气血、阴精,可因虚致实,而成虚实夹杂的证候。

问答

一问:冲脉气逆与奔豚气病有何异同?

答:奔豚气病是一个病,其气上冲从小腹起,势如江猪(江豚)上顶水面,突发突止,无固定路线。冲脉气逆是一个症状,其气循冲脉而上,不似奔豚逆乱无序,亦无奔豚气病"发作欲死"的特点。

二问:善治冲脉病症的常用中药有哪些?

答:《得配本草》云:木香、当归、黄柏、白术、芦荟、槟榔、吴茱萸,主冲脉为病,逆气里急;巴戟天、香附入冲脉,川芎、黄芩、鳖甲行冲脉,鹿衔草、枸杞子补冲督之精血,甘草和冲脉之逆,王不留行通冲任二脉,丹参益冲任。《本草纲目》云:红花汁"能行男子血脉,通女子经水,多则行血,少则养血"。《温病条辨》云:归(当归)、茴(小茴香)补冲脉。《妇科要旨》云:鹿茸入冲、任、督三脉，大能补血，非无情之草木可比也。

（林宇栋　介　勇）

> **附名家医案（郁怒致病，升降失衡）**
>
> 　　刘，年高胸闷，气从下焦逆上，饥不思食，此必郁怒致病。右关脉浮长过本位，两尺搏大，显然气逆不降，少阳司令得此，有膈噎吐沫之忧。郁金、栝蒌皮、前胡、枳壳、苏子、青皮、降香末、郁李仁，数服效。
>
> 　　　　　　　　　　　　（《类证治裁·郁证证治·郁医案》）

按语　胸闷不言咳喘，病不责肺肾而多责肝胆。左肝右肺，左升右降，肝肾同居下焦。尺位当沉，今反搏大，是升太过，与虚不纳气之上逆不同。郁怒日久，肝气横逆，克犯脾土。右关候脾胃，脉浮长过本位，证属中焦脾胃之气并肝气升太过而胃气不降，胃纳失司，饥不思食；升太过而肺不得降，津液宣发敷布不利，故有胸闷、膈噎吐沫之忧。治以佐金平木，通降腑气，以收疏肝解郁、降逆之功。方以郁金调畅肝气、解郁化痰为君；前胡、枳壳、苏子、青皮、降香末肃降肺气，佐金平木；虑其年高，以郁李仁润下通腑。切中病机，数服获效。

焦虑状态-郁证（下元不足，肝郁脾虚）

陈某，女，1962 年 3 月 28 日生于上海，2024 年 1 月 23 日

初诊。

【主诉】忧思恼怒、入睡困难 1 年。

【现病史】患者平素畏热,1 年前病毒感染后出现项背恶寒,但头汗出,神疲乏力,口淡无味,外院中药调治多日无效,心生忧虑,入睡渐难。2023 年 7 月因"冠心病"行冠脉支架植入术后心烦益甚,常因疾病未愈而沮丧,因多处就医未获良效而常不满,因他人言语不中听而生闷气不能排解,夜卧思绪万千,甚则彻夜不寐。近 1 周服柴胡桂枝汤后症情无明显改善,出现项背漏汗、咽痛、胸闷。

【中医四诊】忧思恼怒,入寐困难,神疲乏力,头汗动甚,项背恶寒、漏汗,咽痛隐隐,口苦口干,胸闷如窒,口淡无味,胃纳平平,二便尚调。下睑淡红①,耳凉②,舌淡红,舌边白涎③,苔少,脉左弦右细。

【既往史】有冠状动脉粥样硬化性心脏病 4 年,2023 年 7 月于某医院行 PTCA＋STENT 术,术顺,术后无明显胸闷胸痛。

【体格检查】无殊。

【辅助检查】缺。

【中医诊断】郁证。　【西医诊断】焦虑状态伴失眠。

---

① 下睑淡红:望下睑结膜颜色淡红,为正常生理表现。下睑结膜望诊可提示人体上部寒热及气血盛衰。
② 耳凉:指耳垂肤温冷,为正常生理表现;如耳垂肤温热,则提示上焦或全身火热偏盛。
③ 舌边白涎:指舌边有两道白色唾沫,为舌部望诊内容之一,提示气机郁滞。

【中医辨证】下元不足,肝郁脾虚。

【治则治法】温阳健脾,补益肝肾。

【处方】破格救心汤化裁。

【用药】炮附子15 g^{先煎},干姜9 g,甘草9 g,炙甘草9 g,生龙骨15 g^{先煎},煅牡蛎15 g^{先煎},灵磁石15 g^{先煎},山茱萸30 g,党参15 g,茯苓12 g,7剂,每日1剂,水煎300 mL,分温三服。

二诊(2024年1月30日)　药后漏汗、咽痛明显缓解,项背恶寒、口苦减轻,口不干,自觉双足胫重,自感舌覆厚苔,仍胸中憋闷,易激善怒,入睡困难,胃纳增进,二便尚调。下睑淡红,耳凉,舌淡红,舌边少许白涎,苔少,脉滑右细。考虑患者入睡仍难,龙骨、牡蛎各加至30 g;双足胫重、脉滑提示水湿困脾,茯苓加至24 g。7剂,煎服法同前。

三诊(2024年2月6日)　近日因照护家人情绪低落,心烦易怒,胸闷如窒,善太息,项背恶寒又复,但头汗出,入睡困难,纳可便调。下睑淡红,耳凉,面色暗赤,舌淡红,舌边白涎,苔薄白,脉左弦滑实,右细。考虑刻下既有下元不足之本,又有气郁化火之标,故加北柴胡15 g、炒枳实30 g、生白芍15 g疏肝理气、养血柔肝,10剂,煎服法同前。

四诊(2024年2月20日)　药后胸闷明显缓解,情绪转佳,入睡转易。2月13日复感新冠,现仍咽痛,汗出较前为甚,口淡无味,纳可便调。面色暗赤,舌淡红,苔根薄黄腻,左脉弦,右脉细寸滑。因其汗出,加桂枝9 g调和营卫,7剂,煎服法同前。

五诊(2024年2月27日) 咽痛每于薄暮起,饮温水则舒,晨起痛止。稍感胸闷,余症悉平。面色暗赤,舌淡红,苔薄白,脉数,左弦右细。上方加玄参15g以利咽喉,14剂,煎服法同前。

六诊(2024年3月12日) 诸症悉平,停药。

【病机分析】该患者以情绪不佳、心烦易怒为主症,兼胸部满闷、入睡困难,归属于中医郁证范畴。郁证多因忧思、郁怒、恐惧等七情所伤,致肝气郁结,心气不舒,气机失调,再由气及血,气血不畅,进而导致痰、湿、热、食相因或相兼为病。《景岳全书·论情志三郁证治》提到"凡五气之郁,则诸病皆有,此因病而郁也",本案患者素有冠心病,情志不遂发于病毒感染后,因行冠状动脉支架植入术而加重,系因病致郁。初诊时虽有忧思恼怒、头汗、舌边白涎等肝气郁滞、枢机不利之征,乏力、口淡、胃纳平平等脾失健运之象,似属肝郁脾虚,然服柴桂剂后反是木郁益甚而感口干口苦、胸闷如窒,卫阳愈虚而见项背恶寒、漏汗。《素问·阴阳应象大论》云"治病必求于本",人之元阴元阳寄于下焦,元阳温煦、推动以助脾运,元阴滋养肝木使之柔和、调达。故于临证,肝郁脾虚既可以是郁证的一个证型,又可能是火不暖土、水不涵木所致的一种标象。细审此案,患者年过花甲,固有两本不足,感染新冠后诊治失当而有病传三阴之虞,失治所致思虑过度又可伤及心脾,如《儒门事亲·九气感疾更相为治衍》所言"思气所致,为不眠,为嗜卧,为昏瞀,为中痞三焦闭塞,为咽嗌不利",症见入睡困难、咽痛。舌苔少、右脉细为其本虚之象,舌边白涎、左脉弦是为标实之征,下睑淡红、耳凉、舌淡红提示虚热不著。故二诊格局为本虚标实,以本虚为著,方用李可破格救心汤化裁,以附子、干姜、党参、甘草温补脾肾,山茱萸补肝肾阴,龙骨、牡蛎、磁石潜阳安神,又杜"土虚不能伏火",茯苓淡渗利湿使邪有去路。

三诊漏汗、咽痛、项背恶寒、口苦改善,效不更方,药量随证加减以增潜阳、利湿之功。四诊症情反复,渐显木郁化火之象,考虑已投补药固其根本,此时再予疏肝理气之品,则无劫阴、耗气的顾虑。五诊、六诊以咽痛为主苦,先后加用桂枝、玄参取效。桂枝辛温,《神农本草经》谓之主"结气喉痹""补中益气",《长沙药解》言其"入肝家而行血分,走经络而达营郁,善解风邪,最调木气",本案用之兼能解表邪、和营卫、补中气、调木气、疗喉痹。玄参味兼苦甘咸,既疗咽喉(《雷公炮制药性解》),又补肾气(《神农本草经》)、涤心胸之烦热(《玉楸药解》)。

按语 《丹溪心法》提出"人生诸病,多生于郁",并以气郁为先,古今临床固然多见气郁之证,治以调气多可取效。然《类证治裁》亦云"七情内起之郁,始而伤气,继必及血,终乃成劳",对于久病、年高患者的诊治,更须注意从气血脏腑阴阳及其动态关系综合考量,厘清标本先后,方可万全。

问答

一问: 如何理解患者"行冠状动脉支架植入术后心烦益甚"?

答: 经皮冠状动脉介入治疗(percutaneous coronary intervention,PCI)开通闭塞血管,可迅速缓解心肌缺血状态,是冠心病的重要治疗手段之一。作为一种侵入性治疗方式,术后部分患者发生较明显的情绪变化,如抑郁、偏执、人际关系敏感、躯体化症状、强迫症状、敌对、精神病学症状[1],属于情志改变的一种。

二问:思证与郁证有何异同?

答:思证和郁证都可出现气机郁滞的证候,如善太息、胸闷脘痞、胃纳不香等。肝主疏泄,若肝失条达,疏泄失常,以气机郁滞不畅为先,则多属后者,其病位主要在肝,可涉及心、脾、肾,临床表现主要有心情抑郁、情绪不宁、胸部满闷、胁肋胀痛,或易喜怒,或咽中有异物梗塞等症状。

(林宇栋　冯蓓蕾)

附名家医案(因病致郁,虚实相兼)

王氏,病久怀抱悒郁,脉细涩少神,左尤甚。呕酸食胀,胃阳不舒,左耳项痛连发际。虚阳上攻,胆气横溢,木郁土衰,必至便秘经阻。用吴茱萸汤去姜、枣,加制半夏、橘白、茯苓、枳壳、甘菊、钩藤、嫩桑叶。三服,甚适。去吴萸,加谷芽、益智、当归。又数服,诸症渐除。

(《类证治裁·郁证证治·郁医案》)

按语　此案因病致郁,虚实相兼。脉细为阴血不足,涩为

---

[1] 邱原刚,郑良荣,陈君柱,等.可疑冠心病患者行冠状动脉介入手术前后的心理状况调查[J].中华流行病学杂志,2003,24(3):224-228.

精亏,精血不足,神明失养而少神。"左尤甚,呕酸食胀,胃阳不舒"属胆胃不和,"左耳项痛连发际"为少阳经气不利。木郁土衰,下窍疏泄不利,致便秘经阻。治以培土舒木、平肝降逆之法。吴茱萸汤去姜、枣辛甘化阳,加制半夏、橘白、茯苓、枳壳理气降逆,菊花、钩藤、桑叶平肝清热。后加谷芽、益智、当归健脾、养血、补虚。

惊恐障碍-恐证(脾肾不足,心肝火旺)

江某,女,1983年生于山东,2024年6月27日初诊。

【主诉】间断出现心悸、胸闷10年,加重4个月。

【现病史】患者长居公司高管,工作压力很大,自幼要强。自述曾有一次于外地出差时被人投毒未遂的经历,当时靠自行去医院获救,后对此事一直心有余悸,并反复出现心悸、胸闷。从此之后,每次面对精神紧张的应激事件时,就会出现类似的不适症状,严重时伴有濒死感,并且不敢独自出门,需他人陪伴,时常担忧会再次发作,害怕见生人,畏惧与人交际。每当心悸、胸闷、濒死感发作后,就医行相关脏器的检查,均无异常。目前,患者勉强可以应付现在的工作。最近一次较为严重的发作于2024年年初出差工作紧张后发生。自行休息调整情绪后症状缓解,未就医。2024年2月外感后又多次发作心悸、胸闷,未伴有濒死感,仍不敢独处。患者恐惧之后无法正常应对日常生活。

【中医四诊】神倦,面白形瘦,时有心悸发作,伴有濒死感,胃纳可,二便调,夜寐差。舌红,苔薄白,舌下络脉紫,脉沉数无力,左寸尤甚,关尺稍弱。

【既往史】否认高血压、糖尿病、甲状腺功能亢进等慢性病史。

【体格检查】无殊。

【辅助检查】心、肺检查无殊。

【中医诊断】恐证。 【西医诊断】惊恐障碍。

【中医辨证】脾肾不足,心肝火旺。

【治则治法】健脾益肾,清心肝火。

【处方用药】甘麦大枣汤加味。

淮小麦60 g,炙甘草15 g,大枣9 g,朱茯神15 g,人参9 g,龙骨12 g^{先煎},黄精15 g,菟丝子9 g,7剂,每日1剂,代煎口服,日二服。

二诊(2023年7月11日) 2周来惊恐发作1次,近有烦心事(新房漏水,有人打扰),大便调,舌尖边红,苔薄白腻,络脉紫,脉沉弦。考虑患者近期遇心烦之事,肾虚不足又添肝火。故上方改为淮小麦30 g,大枣6 g,炙甘草15 g,人参6 g,黄精9 g,菟丝子9 g,朱茯神15 g,牡蛎30 g^{先煎},青黛5 g^{后下},14剂,煎服法同前。

三诊(2023年7月25日) 2周来惊恐未有发作,自述服中药后胃中稍有不适,恰逢行经而夜寐心悸不适加重,伴身痛。治疗期间曾与人争吵(新房装修仍未好)。胃纳欠佳。二便调。

舌红,苔薄白,络脉紫。脉弦数。予淮小麦45g,大枣6g,炙甘草15g,茯神15g,人参6g,牡蛎30g^先煎,黄精9g,菟丝子9g,佛手6g,炮姜6g,郁金6g,7剂,煎服法同前。

【病机分析】惊恐发作以患者时常出现突发的、强烈的恐惧或不适感,通常在没有明显外部威胁的情况下发生为主要表现。患者病程已达10年,中医归属于恐证范畴,病机在于脾肾不足,心肝火旺。患者初诊时,10年前曾因应激事件时引起惊恐发作,未能及时治疗,病情反反复复,日久气郁,又因长居高位,压力颇大,气郁化火,心肝火旺,下竭肾水,损伤脾肾,从而脾肾不足,五脏不安。肾精不足,故生恐志;脾肾亏虚,不能滋养心神,心神不宁,故而出现胸闷心悸和失眠。近两个月又复感外邪,侵袭人体,由表入里,影响脏腑功能,更是加重病情。《素问·宣明五气》曰:"五精所并,精气并于心则喜……并于肾则恐,是谓五并,虚而相并者也。"虽然《灵枢·本神》曾曰:"肝藏血,血舍魂,肝气虚则恐,实则怒。"肝虚亦令人恐,但是本案患者气郁化火,心肝火旺,下竭肾水,脾肾不足,虚实夹杂。故本案的"恐"属肾虚而非肝气不足。《素问·阴阳应象大论》曰"恐伤肾",过度的恐惧情绪会损伤肾气,导致肾的功能失调。反之,肾精不足者也更容易感到恐惧。肾为先天之本,脾为后天之本,是气血生化之源,人有五脏以化五气,而生五(情)志。《素问·宣明五气》云"脾藏营,营舍意",脾主运化水谷,化生营气,以营养"意"。《素问·八正神明论》云"血气者,人之神",脾为气机之枢,其主情志之思,即统摄思考、思虑活动,具有调节与稳定其他情志的作用,以确保思志勿太过或不及。情志调畅则阴阳平衡,气血调和,反之变生诸疾。恐思内伤,使脏腑气机失序,令心神不宁。水生木,肝木得到肾水的滋养,功能才能正常发挥,故初诊治疗以甘麦大枣汤疏肝解郁,养血安神;朱茯神、生龙骨镇惊安神;黄精、菟丝子健脾补肾;人参安神益智,从而达到疏肝解郁、健脾益肾的作用。患者二诊因遇心烦之事,与人争吵,引动肝火,故予青黛增加清泻肝火之力,从而滋水涵木,达到五脏平衡。三诊时,患者肝火已降,胃纳不佳又恰逢行经,气血下行而血气内虚,引起身痛、夜寐心悸不适加重,故方中淮小麦加量,去青黛,予炮姜以健脾和中,养心安神;更添佛手、郁金理气疏肝。后患者诸症平和,未再出现心悸、失眠。

按语 惊恐障碍以其反复性和不可预测性及伴随的强烈精神神经症状,使高达 67.3% 以上患者在日常生活和工作中受到影响,甚至有 34.5% 的患者出现自杀倾向,严重影响患者的社会适应能力,给家庭、社会和国家造成医疗上的和经济上的沉重负担。中医治疗惊恐障碍标本同治,形神并举,调节脏腑功能,以令志和,与单纯使用西药相比,治疗更加温和,没有头昏、思考能力下降等副作用,具有一定优势。

问答

一问:惊恐障碍的临床表现有哪些?

答: 根据 ICD-10 对惊恐障碍的临床描述,其基本特征是严重焦虑(惊恐)的反复发作,该焦虑不局限于任何特定的情景或某一类环境,因而具有不可预测性。尽管占优势的焦虑症状因人而异,但常见症状为突然发生的心悸、胸痛、哽咽感、头昏、非真实感(人格解体或现实解体)。同时,几乎不可避免地激发有害怕会死,失去控制或发疯感,一次发作一般仅持续数分钟,但有时长些,发作频率和病程都有相当大的变异性。处于惊恐发作中的患者常体验到害怕和自主神经症状的不断加重,致使其十分迫切地希望离开其所处的场所。一次惊恐发作常继之以持续性的害怕再次发作。

二问:恐证与奔豚的鉴别?

答:恐证与奔豚皆为情绪不佳所引起,都可出现惊恐、焦虑的情绪表现,并且严重时还会伴有濒死感。然而,恐证只局限于情志的恐慌,病因与肾的精气不足有关;奔豚则与冲脉有关,患者还会感觉到气冲上胸部或咽喉,痛苦不堪,以气机的逆乱为主要病因。

(石　云　贺云蔚　介　勇)

附名家医案(大怒伤肝,胆虚生恐)

周本心,年六十岁,形气俱实,因大怒,正月间染病,心不自安,如人将捕之状,夜卧亦不安。两年后,欲饮,以人参、白术、当归身煎药为君,陈皮为佐,加盐炒黄柏、炙玄参各少许,煎服月余而安。《经》云:恐伤肾。丹溪用盐炒黄柏、炙玄参,引参、归等药入补肾足少阴络也。

(《赤水玄珠·怔忡惊悸门·恐》)

按语 《黄帝内经》曰:人年四十,阴气自半。年逾花甲,阴气已衰,大怒伤肝,复加染病,精血愈损,神志失养,夜卧不安;

肝胆气弱,恐捕多惧,《灵枢·经脉》云:"气不足则善恐,心惕惕如人将捕之。"故以人参、白术、当归补益气血为君,陈皮芳香理气为佐,盐炒黄柏、炙玄参引参、归入补肾经,气血得壮,神志得安。

急性应激障碍-悲证(悲志过极,心神失守)

张某,女,1954 年 3 月 14 日生于上海,2024 年 3 月 12 日 13:53 初诊。

【代主诉】恸哭后意识丧失 15 分钟,伴记忆丧失 6 小时。

【现病史】患者长期照料久病卧床的丈夫,近期因丈夫去世而悲伤痛哭,不能自抑,纳食减少,夜寐难安。在其夫大殓当日,患者情绪激动,大哭不止,直至意识丧失。家属将其移动到床上,15 分钟后自然苏醒,醒后四肢活动尚可,吐词清晰,部分记忆丧失,忘记近 12 日发生的事情(患者照顾住院丈夫),不知道自己在哪,冥思苦想而不得。因当时丧葬事宜未完成,殡仪馆距离医院较远,遂紧急电话求助医生。结合患者近期生活状态,考虑患者系悲伤、虚劳过度所致,建议患者服用安眠药助其入睡,密切观察患者病情变化。

【中医四诊】部分记忆丧失,面色苍,形瘦。舌脉未见。

【既往史】无特殊。

【体格检查】无。

【辅助检查】无。

【中医诊断】悲证。 【西医诊断】急性应激障碍①。

辨证分型：悲志过极，心神失守。

【治则治法】安神定魄。

【处方用药】酒石酸唑吡坦片 10 mg，口服。

二诊（2024 年 3 月 12 日 16:02） 服药后患者未能入睡，神志清楚，知道自己吃了安眠药但没睡着，诉晨起至今一直头痛，恶心想吐，其女儿担心是中风先兆，测血压 106/64 mmHg，心率 81 次/分。仍考虑虚劳过度所致，嘱可加用氯硝西泮或艾司唑仑片助眠，待醒后观察其意识及记忆情况。

三诊（2024 年 3 月 12 日 19:32） 患者睡了 2.5 小时后醒来，无头痛呕吐，吃不下东西，一直在努力回想白天的事情，半睡半醒，呓语。体温正常。嘱稍进食，休息为主。

四诊（2024 年 3 月 12 日 20:50） 患者睡醒之后记忆有所恢复，之前 12 日的事情已能记起，仅今天白天发生的事情记不起，说话条理清楚。

五诊（2024 年 3 月 13 日 9:08） 晨起醒后记忆基本恢复，但昨天白天发生的事情完全记不起，晚上睡 2.5 小时后的事情能记起。嘱患者神经科随访。

患者在丈夫"七七"之后因他病就诊，患者一如常人，仅丈夫大殓当日的记忆完全缺失。

---

① 根据 ICD - 10，该病应诊断为急性应激障碍，在最新版 ICD - 11 诊断标准中，称为急性应激反应，不再被认为是一种精神障碍，而是被列入非疾病或精神障碍。

【病机分析】该患者以悲哭后记忆丧失为主要症状,西医诊断为急性应激障碍,中医归属于神志病"悲证"范畴。神志病有神志病与情志病之分,狭义神志病以精神、意识、思维等紊乱失常为主要表现;而情志病以情绪波动不稳,极端难以自控为主要表现。二者之间可相互转化。本案患者最初因丈夫去世悲伤过度而痛哭不止,此阶段属情志病;悲伤至极而晕厥①,苏醒后昏不识人,记忆丧失,此时已影响心神的功能,此阶段属神志病。经休息,患者情绪平复,记忆也逐渐恢复,心神复明。因此,本案患者属情志过极而出现的神志异常。《素问·阴阳应象大论》曰"人有五藏化五气,以生喜怒悲忧恐",悲为肺气所化,悲志调动肺气,肺属金主降,气机以降为主。患者高龄,肾精亏虚,又长期照顾卧床病人,劳累过度,丈夫过世,悲伤不能自抑,睡不安,纳不香,精亏气耗,虚劳已极,《素问·八正神明论》曰"血气者,人之神,不可不谨养",体虚则神弱。《灵枢·本神》云"心气虚则悲",患者悲哭系肺气大耗和心气虚弱所致。患者在殡仪馆目睹丈夫大殓,肺金过亢,心火不及,升降失调,以致一过性阴阳气不相顺接而出现厥证。整个过程中心气不足而心主不明,肺魄代位。

对于苏醒后的记忆障碍,涉及人的认知过程。《素问·阴阳应象大论》曰:"故生之来谓之精,两精相搏谓之神,随神往来者谓之魂,并精而出入者谓之魄,所以任物者谓之心,心有所忆

---

① 该患者长期劳累,心气本弱,大悲大哭则引动肺气下降,全身气机以下降为主,心气不足,气机逆乱,一时阴阳气不相顺接,以致出现厥证。

谓之意,意之所存谓之志,因志而存变谓之思,因思而远慕谓之虑,因虑而处物谓之智。""任物"是指心神主导五官神窍接受各种感官刺激和信息,"意"是指在心神的主导下,脾将心"所任之物"进行加工、处理、判断、分析、归纳,最后产生一个"意识""意向""意念",再经肾将之前形成的"意"储存,形成长期的记忆。患者悲伤过极,心神不足,肺魄代心神司神志功能,因肺魄不参与记忆的形成,而参与记忆功能的心神因心气虚被抑制,因此患者发病当日的情景无法形成记忆,即使患者体力恢复、情绪平复、心神复明,仍无法记起当日之事。而发病之前的记忆已经形成,即使心神一时不明而出现记忆丧失,待神气恢复后仍可唤起。

本案患者因发病急,受多因素限制,只能利用当时能够得到的资源就近治疗。酒石酸唑吡坦片虽为西药制剂,但其作用明确,能诱导快速入睡,当时患者情绪过激又虚弱至极,急需休息以恢复体力,因此予酒石酸唑吡坦片助眠以期患者五脏阴阳和合,使五神各归其位。经治疗,患者确实如预期所料,睡眠后心神复明,记忆逐渐恢复。

按语 急性应激障碍是指在遭受急剧、严重的精神创伤性事件后数分钟或数小时内所产生的一过性精神障碍,一般在数日或1周内缓解,最长不超过1个月。近年来"功能性神经系统疾病"备受关注,功能性神经系统疾病(FND)是一组具有明确症状与体征的运动、感觉或认知功能障碍的临床综合征,可在焦虑、抑郁等精神心理障碍与神经系统症状或其他躯体症状共病的情况下进行诊断与治疗,DSM-5提出其诊断标准应包括：1种或多种自主运动或感觉障碍症状；临床检查提供其症状与公认的神经系统疾病或躯体疾病不一致的证据；其症状或功能障碍无法以其他躯体疾病或精神障碍解释；其症状或功能障碍可引起有临床意义的痛苦，或者导致社交、职业、其他重要功能损害。本案患者也适用该诊断。此外，因患者曾出现一过性意识丧失，仍需排除急性心脑血管疾病。

问答

一问：急性应激障碍有哪些临床表现？

答：急性应激障碍的核心特征是暴露于极具威胁或恐怖性的事件或处境（短期或长期），急性应激障碍患者随着距离应激事件的时间不同有所变化，发病的初期表现为茫然、表情呆滞、意识清晰度下降、定向困难，随后患者的症状变化呈多样性，对周围环境茫然或者是出现意识障碍、木僵，也可能会出现激越、愤怒、恐惧、焦虑、紧张、躁动不安、对事后不能回忆，同时还可能会出现自主神经功能亢进的症状，如心动过速、出汗、面色潮红、呼吸急促等。

二问：急性应激障碍需要哪些治疗？

答：急性期治疗的基本原则是及时、就近、简洁。以心理干预为主，药物治疗为辅。让患者尽快摆脱创伤环境，避免进一步的刺激。对患者进行解释性心理治疗和支持性心理治疗可能会取得很好的效果。药物主要是对症治疗的，但在急性期也是采取的措施之一。适当的药物可以较快缓解患者的抑郁、焦虑、恐惧、失眠等症状，便于心理治疗的开展和奏效。心理治疗包括:公众的心理健康教育;个体危机干预,如为患者提供安全的环境、帮助患者改变认知、制定减轻症状的行为应对策略等;患病后的治疗康复。急性应激障碍大多经过危机干预个体调整后可以缓解,有些严重的患者需要进一步的药物治疗和心理治疗,主要目的是减少创伤期的恐惧、抑郁焦虑、幻觉妄想等精神病性症状,减少转化成创伤后应激障碍的比例。

(石 云 胡 曼 姜雅琴)

附名家医案(心火乘肺,小儿悲哭)

夫小儿悲哭,弥日不休,两手脉弦而紧。戴人曰:心火甚而乘肺,肺不受其屈,故哭,肺主悲。王太仆云:心烁则痛甚,故烁甚悲亦甚,今浴以温汤,渍形以为汗也。肺主皮毛,汗出则肺热散矣。浴止而啼亦止。仍命服凉膈散加当归、桔梗,以竹叶、生姜、朴硝同煎服,泻膈中之邪热。

(《儒门事亲·火形·小儿悲哭不止》)

按语 小儿为纯阳之体,阳易盛而火易旺。弥日不休,病性属实。脉弦示火源于木,气郁至极则脉紧。木火相煽心火盛,火盛克金悲哭作,故戴人剖其病机为"心火盛而乘肺,肺不受其屈,故哭,肺主悲"。火克金,心火亢盛,欲从肺泄。因势利导,治从皮毛,温汤浴汗。汗为心液,汗出肺热散,心火亦泄,故浴止啼亦止。后以凉膈散清泄膈中邪热,心火得泄,肺金得乎,悲哭遂止。本案是张子和以汗法治情志病的范例。

第三章 形神失和病案

形神失和类神志疾病一般是指在六淫、七情、饮食等因素的作用下，脏腑功能失调，经络阻滞，气滞血瘀，致使神明对形体的调控作用失司，所引起的以身体感知觉异常为主要表现的一类疾病。

《黄帝内经》指出人有神、魄、魂、意、志五种精神活动。神是人之根本，主宰人的一切生命活动。形为神之宅，神为形之宰。正常神志活动由神、魄、魂、意、志五神配属心、肺、肝、脾、肾五脏，眼、耳、鼻、舌、口五官，皮、肉、筋、脉、骨五体等共同协调完成，其功能广泛涉及人对内外部世界的感知、认知、意识、思维等多种精神、心理、情感活动。形神失和类病证是对神、魂、魄、意、志五脏神及其所配属的舌、眼、鼻、口、耳五官神窍功能异常所致病证的统称。该类患者多因阴阳气血不足，导致神、魂、魄、意、志五脏神中的某一脏神，或数脏神失养、失和，进而影响到整个神志过程的协调、和顺与正常，导致"任物"过程中的某一阶段，或某一方面出现偏差或异常。典型病证如百合病、奔豚气、梅核气、不寐等。

躯体形式障碍-郁证（伏邪伤精，阳失温养）

孙某，女，1951年11月9日生于上海，2023年12月30日初诊。

【主诉】全身发冷伴失眠3月余。

【现病史】患者3月前感冒发热后始现全身发冷，以后背和两股外侧、双手为主，晚上需贴满暖宝宝，伴失眠，以入睡困难为主，服用阿普唑仑（0.4mg，每晚1次）方可在22:15入睡，寐浅易醒，次日5点醒。另患者觉耳闷、耳胀，时有心悸、怔忡发作，多次外院就诊行心电图、心脏彩超检查均未见明显异常。白天动辄出汗，夜间有盗汗。患者因失眠、怕冷、心悸等症状持续存在感到不安，担心自己的病治不好，为此忧心忡忡。先后于本市三所三级医院诊治，曾被诊断为"躯体化障碍"，建议服用精神类药物治疗，患者心生畏惧，故来寻求中医治疗。追问病史，患者于3个月前（9月下旬）曾有一次发热外感，热退后有怕冷、双耳胀闭等症，外院五官科就诊诊断为中耳炎，治疗后症状改善，但双耳仍有闷滞不舒感；怕冷持续存在，患者觉全身发冷，后背和两股外侧尤甚，须用暖宝宝以缓解寒凉感；觉手凉；白天汗出，夜间盗汗。

【中医四诊】怕冷，呈畏寒蜷缩貌，心悸时作，担心自己的病治不好。胃纳一般，二便调，夜寐差。形体适中。舌淡红，边有齿痕，苔薄白腻，舌下络脉粗紫。脉沉小滑。

【既往史】2022年末至今有两次新型冠状病毒感染史,否认其他慢性病。

【体格检查】寒凉处皮温较其他处低。

【辅助检查】心电图检查、心脏彩超检查均未见异常。

【中医诊断】郁证。　【西医诊断】躯体形式障碍①。

【中医辨证】伏邪伤精,阳失温养。

【治则治法】温补阳气,太少同治。

【处方用药】柴胡桂枝汤加减。

桂枝9g,炒白芍12g,炙甘草9g,大枣9g,柴胡9g,黄芩9g,制半夏15g,人参9g,干姜6g,茯苓12g,滑石9g,5剂,每日1剂,代煎口服,日二服。

二诊(2023年12月5日)　服药3日后,背寒范围减少,程度减轻,坐或站立时后背及两股外侧仍觉凉,出汗已大减,无盗汗。睡眠6～7小时,胃纳可,大便调。舌偏暗,边有齿痕,苔薄白,络脉粗紫,脉右滑弦数,左偏数。处方:上方加炒白术12g,黄芪15g,7剂,煎服法同前。

三诊(2023年12月14日)　服药至第10日,症状持续改善,12月10日在公园散步时再次受风,开始身上汗多,发冷持

---

① 躯体形式障碍(ICD-10 F45):躯体形式障碍的主要特征是患者反复陈述躯体症状,不断要求给予医学检查,无视反复检查的阴性结果,不管医生关于其症状并无躯体基础的再三保证。即使患者有时存在某种躯体障碍,其所患躯体障碍不能解释症状的性质和程度或患者的痛苦与先占观念(指个体在特定时空范围内头脑中占据优势地位的观念)。本患者病程不足2年,因此给予该诊断。

续时间长。刻下症:背凉,两股外侧凉;疲劳乏力,白天动作后会出汗,不盗汗;胃纳一般,大便调,夜寐可。舌偏红,边有齿痕,苔白腻,络脉粗紫,脉弦。患者受风后阳气再次受损,因阳虚不能敛阴而出汗,故加强温阳、敛汗之力。处方:上方加炮附子 6g,炒白术加至 15g,干姜加至 9g,茯苓加至 15g,滑石加至 15g,柴胡减至 6g,制半夏减至 12g,14 剂,煎服法同前。

四诊(2023 年 12 月 28 日) 怕冷感觉明显减少,痛苦减轻,不再需要暖宝宝,后背、两股外侧有些凉意;白天汗少,疲劳感减轻,夜寐持续 7 小时(服阿普唑仑 0.4mg,每晚 1 次),胃口开,大便调。舌淡暗,边有齿痕,苔薄黄腻,络脉淡紫,脉弦滑。考虑患者营卫渐和,气虚痰阻较重,予上方加减。处方:上方加防风 9g,桂枝减为 6g,炒白芍减为 9g,大枣减为 3g,炒白术改为生白术,14 剂,煎服法同前。因已连续 3 周持续睡眠时间满 7 小时,嘱:阿普唑仑可尝试服用 0.3mg,根据夜寐情况再行加减。

五诊(2024 年 1 月 11 日) 股外侧冷几乎消除,背寒仍有;服 0.3mg 阿普唑仑可睡 8.5 小时,胃纳可,精神好。舌淡暗,边有齿痕,苔薄黄,络脉紫,脉略弦,左偏沉。处方:上方黄芪加至 24g,积雪草 15g,大枣改为 9g,生白术改为炒白术,防风减至 6g,14 剂,煎服法同前。六诊处方略同前。

七诊(2024 年 2 月 22 日) 背寒仍有,股外侧凉已经消除。自诉尝试阿普唑仑改 0.1mg,不效(唯恐睡不着而心烦不安,反不得寐),次日改服阿普唑仑约 0.13mg 则寐安。大便调。舌暗红,边有齿痕,苔薄黄,络脉淡紫,脉沉。患者背寒,考虑心下有痰饮①,故治以温阳化饮,化痰安神,处方:桂枝9g,茯苓15g,茯神15g,白术12g,甘草9g,积雪草15g,制半夏12g,北秫米30g,炮附子6g,炮姜6g,细辛6g,14剂,煎服法同前。

八诊(2024年3月7日) 背寒仍有,服阿普唑仑0.13mg可睡7.5小时。舌偏红,边有齿痕,苔中根薄黄腻,络脉淡紫,脉弦。处方:上方白术加至15g,制半夏加至15g,积雪草加至30g,桂枝减为6g,茯苓减为12g,茯神改为朱茯神,另加黄精15g,14剂,煎服法同前。至第九诊,患者服阿普唑仑0.13mg,寐7.5小时,入夜背有微寒。处方略同前。嘱:阿普唑仑减至0.1mg。

十诊(2024年4月11日) 入夜背凉;已改服阿普唑仑(0.1mg,每晚1次),夜寐7~8小时,梦中如厕找不到人,恐惧②。舌淡红,边有齿痕,苔黄染(饮食物干扰),络脉淡紫,脉略弦。处方:上方积雪草减至15g,加巴戟天9g,淫羊藿9g,14剂,煎服法同前。

十一诊(2024年4月30日) 一度不觉冷,近几日有反复,中途外出旅行2日,每晚服阿普唑仑0.1mg,可从22:30睡至早上6:30。舌暗红,苔薄白腻,络脉淡紫,脉弱。处方:上方

---

① 《金匮要略·痰饮咳嗽病脉证并治》曰:"夫心下有留饮,其人背寒冷如掌大。"病痰饮者,当以温药和之,因此此处用苓桂剂温阳化饮。

② 恐惧:《灵枢·经脉》曰:"肾足少阴之脉……气不足则善恐,心惕惕如人将捕之。"此处考虑患者少阴之气犹弱,肾虚生恐。

去淫羊藿,加紫石英 15 g,朱茯神改茯神 15 g,14 剂,煎服法同前。

十二诊(2024 年 5 月 23 日) 背寒改善,夜寐 7~8 小时,胃纳佳。因外出旅行带药不便,已自行改为每日 1 袋,夜间服用。舌淡红,边有齿痕,络脉淡紫,脉弦大。上方去巴戟天,加知母 12 g,10 剂,代煎口服,夜服 1 次。至第十三诊,背仍有寒意,夜寐安。处方略同前。

十四诊(2024 年 6 月 25 日) 不觉寒,今着短袖看诊,汗出略多,诉 6 月 20 日起已停阿普唑仑,仅用中药 1 袋。舌淡红,苔薄白微黄,络脉淡紫,脉弦有力。今与夏季膏方一料,服用 90 日,每日 1 袋,20 g。

【病机分析】患者为老年女性,2022 年末感染新型冠状病毒一次,2023 年 9 月再次外感温热毒邪。2022 年末正值冬令,因抗邪而耗伤精气,虽成功御邪,但冬已伤精。患者古稀之年,又加去岁温邪伤精,以精不足之身在 2023 年秋令时再次遭受外感,精伤则阳气少,《素问·生气通天论》言:"阳气者,若天与日,失其所,则折寿而不彰。"患者背部、两股外侧均有寒冷较盛的表现,提示太阳经、少阳经及少部分阳明经阳气不足,阳不足以温煦皮部[①]。心悸、汗出、失眠均提示神气不和,阳弱不足以入阴。由于在长达 3 个月的中西医治疗失当后,患者出现了明

---

① 《素问·皮部论》曰:"皮者,脉之部也。"皮肤有十二经脉分属的部位,以经脉循行走向为依据。患者后背、两股外侧寒冷提示太阳经、少阳经及少部分阳明经阳气不足,阳气不足以温煦皮部。

显的形神不和症状,精神科认为此病属躯体形式障碍,从中医神志病角度分析当属情志病范畴。核心病机在于体虚外感,耗伤精气,阴阳失和,阳不入阴,形神不和,属心肾两虚,太少两虚,湿热内蕴,虚实夹杂。患者的主要症状分为四类,一是寒冷,包括背寒、股外侧寒、手凉,一身尽寒,需要用暖宝宝御寒;二是耳闭、闷滞;三是自汗、盗汗;四是失眠。寒冷责之本虚,太少两经阳气不足;耳闭、闷滞属于少阳经气不利;自汗、盗汗和失眠均属于阴阳不和,心肾不足。在治疗方面,先后以桂枝汤或苓桂术甘汤合小柴胡汤加温阳药、苓桂术甘汤加温阳药为主进行治疗。经治疗,患者耳闭、闷滞和自汗、盗汗症状最先改善,其次改善的是寒冷症状,最后完全停止安眠药恢复正常睡眠。本案治疗过程中有过一次重大起伏,主要原因是再次被外感打破邪正关系。所幸经过及时增强温阳祛邪之品得以缓解。在治疗后期加强温阳补虚药的使用,为促进疾病康复提供了支持。经过半年余治疗,最终患者形神和调,建立信心后完全停用安眠药,恢复正常生活。遂从治未病角度考虑,使用夏季膏方趁天阳最盛之时,温养阳精,以期提振正气,避免当年秋冬和来年春季复发。随访至11月,无不适,不畏寒,不失眠,待12月冬季以膏方进一步调补。

按语 《素问·生气通天论》言:"阳气固,虽有贼邪,弗能害也……阳气者,若天与日,失其所,则折寿而不彰……阳气者,精则养神,柔则养筋……凡阴阳之要,阳密乃固。"多处经文均强调阳气在人的生命活动中至关重要,若人体阳气亏耗或受损而阳气不足,则人体的温煦、推动、兴奋作用减退,引起机体防御外邪、固摄阴液功能丧失，无法发挥"养神"与"养筋"的作用。本案患者即反复外感伤精，精化生阳气不足，阳失温养，外邪侵体而引发的形神失和。与外感相关的神志病通常都有外感病史，有些距离发病日久而被忽略。本案诊疗过程中，不局限于眼前的躯体化症状和失眠症状，而是从发病部位、发病时间、邪正关系等角度分析，外散风寒以治标，温补阳气以治本。

问答

一问：外感病何以引起神志疾病？

答：外感病邪通常从皮毛腠理或口鼻而入，病邪最初伤人卫气，卫气行于脉外而护卫机体，抵抗外邪，若卫气充盛，则抗病能力强，正气胜邪而向愈；若卫气不足或病邪过强，则逐渐深入，轻则耗伤气阴（脏腑之精所化），重则耗伤营血，伤及先天之精。卫气由后天（水谷）之精化生，脏腑之精由先天之精与后天之精共同组成。人的情志由脏腑之精所化，五藏神更是仰赖脏腑精气而有所舍藏。因此若病邪伤及脏腑，则人体正常的神志功能与情志功能会随脏腑精气虚实变化而出现太过不及的不同变化，从而发生各类神志疾病。最常见的类型如温热之邪扰心，引起心中烦闷不舒，用栀子豉汤治疗。

二问：外感神志病的治疗有哪些注意事项？

答：外感神志病的治疗有几个重要注意事项，一是病性通常属于虚实夹杂，治疗时应整体把握，攻补兼施。二是患者通常容易在再次外感后加重病情，因此治疗过程中要注意使用益气固表的药物并嘱咐患者慎起居，避风寒，不冒外邪。三是如果遇到年高体弱的外感神志病患者,在阶段性治愈后宜在冬季进行调补,避免复发。

三问:如何理解用"郁证"作为形神失和类神志疾病的中医诊断?

答:中医的"证"是指对疾病某一阶段的症状的概括,抑郁状态、焦虑状态、躯体形式障碍的核心病机均为"气郁",既影响人体精神心理活动,又影响形体功能,系"形神同病"。抑郁状态、焦虑状态等以"神"病为主,躯体形式障碍等以"形"病为主,但核心病机总不离一个"郁"字,因此三者均可用"郁证"的中医诊断。目前,尚无其他公认的切合临床实际的病名将其区分开,故统一暂用"郁证"来概括。未来也可以探索使用"形病"一词专门指代这类疾病。

(石　云　胡　曼　介　勇)

附名家医案（寒热未清，夜不得寐）

吴保三君之外甥华某,年十五。因上慧山劳动受热,遂病寒热,隐而不扬,他治匝月,渐进温补,如参、芪、归、芍之类。症则夜不得寐,心悸梦多,如有人以铁索绾其项,大恐。医谓正气大虚,欲进大参。其母则至关庙许愿,人心惶惶,寐馈不安。吴丈促使延诊。脉浮数,面赤唇朱,苔黄舌红,寒热未清,温补非宜。即以黄芩、山栀、郁金、胡连、木通、枳实、竹茹、半夏、陈皮、赤茯神、郁李仁、瓜蒌、秦艽,以萝卜煮水煎药,另用朱砂安神丸三钱,灯心汤下。一剂,寐酣无梦,恐惧心悸亦定,热从下泄,溲如赭石汤。

复诊:唇淡,苔黄亦退。调理数次,热退脉静。其母因云,其子向有蛔痛病,向能食三碗,不为肌肉,盗汗跗灼。因惧成虚劳,故一病即欲补,不知脾胃有热故善食,脾热则液耗,脾阴不足则肌瘦;肾阴不足,阳乘于阴故盗汗。宜以丸药缓调。越半月,余拟方归之,脾肾分治。

石斛、山药、甘草、川连、胡连、地骨、使君、金铃,研细,猪肚一具为丸,饭后服少许,以清胃火而养脾阴;空腹另服六味地黄丸加枣仁、白芍,炼蜜加龟胶为丸,以养肾阴而清肝奋。

二料服毕,甚属相宜,即嘱续服,作补品用之。

(《周小农医案·不寐》)

按语《灵枢·淫邪发梦》云:"正邪从外袭内而未有定舍,反淫于藏,不得定处,与营卫俱行,而与魂魄飞扬,使人卧不得安而喜梦……客于项,则梦斩首。"本因太阳外感寒热,邪气未除,妄进温补,邪闭于内,未有定舍,反淫于藏,魂魄不宁,致"夜不得寐,心悸梦多"。足太阳膀胱主一身之表,其经脉"从巅入络脑,还出别下项"。邪从太阳入,客于项,则梦"有人以铁索绾其项","脉浮数,面赤唇朱,苔黄舌红"乃痰热内盛之征,当治以清泻痰火之剂。一剂"溲如赭石汤",热从下泻,邪从小便出,脏气得平,魂魄得安,寐酣无梦。

躯体化障碍-郁证（肝郁血瘀，经络不利）

张某，男，2001年生于上海，2023年10月7日初诊。

【主诉】情绪低落伴头痛、目糊2年。

【现病史】患者2年前高考未进理想的大学，情绪低落，懊恼自己努力了却没有达到预期目标，深感挫败，对自己丧失信心。进入大学后，学习成绩尚佳，可拿学校奖学金，但仍对高考成绩感到懊恼、苦闷、自卑，遇事容易紧张、焦虑，情绪紧张时觉头右侧偏巅顶部疼痛不适，按之疼痛；自述右眼视物模糊[①]，具体描述为双眼无法聚焦[②]，看书时加重；注意力无法集中。患者自述近两年于多家医院反复进行头部及眼部相关影像学检查，未见明显异常。头痛、目糊持续存在，并为之担忧。追问病史，患者学校地处上海东部海风潮湿之所。

【中医四诊】情绪低落，易紧张，紧张时觉巅顶部偏右侧疼痛不适，伴双眼视物模糊，难以集中注意力学习，纳寐可，大便调。面青，形瘦。舌暗红，苔薄腻，舌下络脉紫，脉沉细弦。

【既往史】无特殊。

【体格检查】右侧偏巅顶部有压痛点，双下肢内侧冲脉触

---

① 右眼视物模糊：左右者，阴阳之道路也，左主升右主降，单侧异常常提示气机升降失常，右眼视物模糊提示右降不及。

② 双眼无法聚焦：目受血而能视，肝藏血，开窍于目，视物清晰需要心神与肝魂的参与，视物模糊常提示神散，神魂不和。

诊(+),神经科检查(一),眼科查体(一)。

【辅助检查】无。

【中医诊断】郁证。 【西医诊断】躯体化障碍(ICD-10)。

【中医辨证】肝郁血瘀,经络不利。

【治则治法】疏肝解郁,活血通经,辅以祛风散湿。

【处方用药】川芎9g,天麻6g,藁本9g,防风6g,丹参9g,鹿角3g^{先煎},羌活6g,升麻6g,黄芪15g,生白术12g,石菖蒲9g,14剂,每日1剂,代煎口服,日二服。教授患者冲脉按摩手法,嘱患者每日双侧按压20次,以患者感到酸胀为度。

二诊(2023年10月21日) 服药后患者自述巅顶痛处往后下方移至风池穴附近,视物略有模糊,自我感觉有改善,冲脉触诊(+),集中注意力会枕后痛。舌偏红,苔薄腻,舌下络脉紫;脉寸数,余沉。用药有效,病情改善,风池穴附近区域系太阳经与目系交汇处,故上方加用葛根引药直达病所,加白菊花3g清肝明目,14剂,煎服法同前。

三诊(2023年11月4日) 自觉专注力延长,可集中精力30分钟,寝室灯过亮时,枕部略痛,大便调。舌偏红,苔薄黄腻;脉细弦;冲脉触诊(±)。病证略同前,治疗有效,葛根加量至30g强化治疗,加薏苡仁30g清利湿热,14剂,煎服法同前。

四诊(2023年11月30日) 已无头痛,项部仍痛,自觉专注力进步不大,唇干,饮食喜辛辣,不易消化,大便调,夜寐尚可。舌偏红,苔薄白,脉沉弦。处方:水牛角30g^{先煎},羊角30g^{先煎},

葛根 30 g,羌活 6 g,川芎 9 g,北沙参 9 g,玄参 9 g,石菖蒲 9 g,生白术 15 g,生黄芪 15 g,冰片 0.2 g,柴胡 6 g,藁本 9 g,灵芝 9 g,14 剂,煎服法同前。

七诊(2024 年 1 月 25 日) 从第四诊起不头痛,项部板滞不利,注意力大部分时间能集中,目涩。处方略同前。至第七诊,患者注意力集中改善,目清晰。舌偏红,苔薄白;脉沉数,络脉紫;冲脉触诊(一)。处方:茯神 15 g,青黛 3 g^{后下},木贼 9 g,白菊花 6 g,生白术 12 g,厚朴 9 g,石菖蒲 9 g,远志 6 g,石燕 15 g^{先煎},太子参 9 g,炒麦芽 15 g,14 剂,煎服法同前。后随访至 11 月,无复发。

【病机分析】该病以情绪低落、多种躯体不适、注意力难集中为主要表现,西医诊断为躯体化障碍,中医归属于"郁证"范畴,与"抑郁症"相比,二者均可见形神同病,但本病以形病为主。本案患者因高考未取得理想的成绩,大受打击,失落、自责、愧疚、自卑等多种情绪萦绕不解,引起肝气郁结,情志不舒,心神不宁。《丹溪心法·六郁》曰"气血冲和,万病不生,一有怫郁,诸病生焉",《素问·举痛论》云"思则心有所存,神有所归,正气留而不行,故气结矣",患者因此而发生多种躯体不适(头痛、目糊),属于形神同病。一则气郁日久,气血运行不畅,气滞血瘀,经络失养,由于肝气郁结为主要表现,因此出现肝经循行部位不适,巅顶部右侧和目系失养而见头痛、视物模糊等,症状每因情绪不舒而引发或加重。二则由于经络失养,居处风湿较重的海边,头部巅顶和枕后等部位属甲乙木,为阳位而容易受风邪影响,且当地邪多夹湿,引起邪留于经的头痛症状,局部压痛是重要依据。另外,《素问·五藏生成》云"肝受血而能视",今肝郁气滞,血行受阻,肝血不能令眼目清灵,故而患者自觉视物不清,不能"聚焦"。因是局部经络"气"病,尚未损及官窍,故眼科的检查中未见器质性的病变。综合判断,患者属于虚实夹杂,脉沉弦、舌下络脉紫提示肝经有实邪亦为佐证。病机为肝郁血瘀、肝经失养,故治以疏肝解郁,活血通经,辅以祛风散湿。患者冲脉触诊(+),提示肝郁程度未达到严重的程度,患者可通过按压冲脉以改善气机郁滞情况;患者气血耗伤,头目失濡,心神失养,故加黄芪、生白术、升麻益气养血补虚;局部风湿阻滞,用羌活、防风、藁本、川芎等祛风除湿止痛;又加鹿角温通巅顶经络,天麻息风化痰,石菖蒲化痰开窍,丹参活血通络止痛。

本例患者病程较长,初诊服药后即目糊减轻,情绪改善,头痛部位向下转移,病情有所改善;二诊考虑其疼痛部位(风池穴附近)系与目系交汇处,故加用葛根引药直达病所,加白菊花清肝明目。三诊时头痛明显减轻,注意力集中时间延长;四诊时已无头痛,仅有项部板滞不利,后各科考试轮番进行,配药为主,处方略同。随访至七诊时,患者注意力集中,视物清晰,情绪良好,能适应大学生活,冲脉亦转为阴性,不再有压痛。

按语 躯体化障碍是精神科的常见疾病,躯体症状是情绪内化的表现,中医认为病机属形神不和,由神的异常引起形体的异常,患者常表现病因不明、久治不愈的躯体症状,并过度关注,反而忽视其根本上的情绪异常。《灵枢·本藏》云:"五藏者,所以藏精神血气魂魄者也。"形是神的载体,神是形的主体,

《类经·针刺类》谓:"形者神之体,神者形之用。"《难经·四十九难》曰:"忧愁思虑则伤心。"《素问·灵兰秘典论》曰:"心者,君主之官也,神明出焉……主明则下安。"当形神不和,神病及形时,应当重视祛邪开郁、养心安神以正神用,同时兼顾形体症状,形神同治。

问答

一问:躯体化障碍常伴有抑郁症状,其与抑郁症有何不同?

答:依据ICD-10精神与行为障碍分类临床描述与诊断要点,躯体化障碍是躯体形式障碍的一种类型。其主要特征为存在多种多样、反复出现、时常变化的躯体症状,时间持续至少2年,其间患者反复不断要求给予医学检查,而无视反复检查的阴性结果,拒绝医生关于其症状并无躯体疾病基础的再三保证,通常会存在明显的抑郁和焦虑。躯体化障碍患者躯体疾病感强,过分关注自己的躯体不适,认为与情绪有关者很少,反复主动求医,病程冗长,多呈慢性迁延性;而抑郁症患者的症状是以心境低落为主要临床表现,病程相对较短,多呈间歇发作性,其躯体不适主诉主要表现在失眠、乏力及食欲不振等方面,对躯体症状的求治心情也不像躯体化障碍患者那样强烈和迫切。此外,躯体化障碍伴发的抑郁症状本身在严重度和持续时间上不足以诊断抑郁症,否则可共病诊断。

二问:躯体化障碍如何治疗?

答:躯体化障碍的治疗原则包括:重视医患关系,与患者建立良好的医患联盟,谨慎判断和处置患者的躯体和精神症状,适当控制患者的检查和治疗需求，选择恰当的治疗方法，推荐采用药物治疗、心理治疗、物理治疗等联合治疗方式。目前提倡心理治疗，心理治疗中首选认知行为治疗（cognitive behavior therapy，CBT）。CBT 内容包括对躯体症状的再归因和认知重建，关注患者的压力管理、情绪意识、人际沟通和问题解决等，生物反馈治疗与催眠治疗对躯体症状也有明显疗效。但药物治疗仍是临床中治疗躯体化障碍最常用的干预方法。除服用中药饮片之外，无论是否共病焦虑和抑郁障碍，抗抑郁及抗焦虑药物治疗仍是有效的手段之一。此外，重复经颅磁刺激治疗、联合应用针灸疗法或迷走神经刺激等物理治疗亦有助于减轻症状。

（石　云　胡　曼　介　勇）

附名家医案（烦恼动肝，思虑碍脾）

袁培荣，甬人，颜料业。丙午春来诊，脘闷、鼻塞、便约，脉弦数，苔白。询知烦恼则易动肝，亦多思虑。予四七气汤加郁金、川贝母、蛤壳、石菖蒲、麻仁、冬葵子等，各症均减。余劝其勿以烦恼以防动肝，勿思虑以碍脾运。为定丸方，服于饭后：参、术、茯苓、益智、橘皮、扁豆、蒺藜、川贝母、香附、梅荳、合欢、预知、砂仁、石斛、胡麻、柏子、菖蒲，研玫瑰花打浆丸，是畅脾疏肝之品也。

（《周小农医案·肝气·肝火·偏头痛》）

按语 思虑多则脾气结,运化不及致脘闷、便约。烦恼者肝郁化火,脉弦数。木火逆上,刑金束肺,失宣鼻塞。治当疏肝运脾,以四七气汤益气化痰,加郁金疏肝,川贝母、蛤壳、石菖蒲祛痰,火麻仁、冬葵子润肠通腑降逆。劝以心理调整,"勿以烦恼以防动肝,勿思虑以碍脾运"。并拟定丸方,以畅脾疏肝之品,饭后服用,调理善后。本案贵在治郁证,兼用心理调整之法。

惊恐发作-奔豚气病(肝郁化火,气逆上冲)

王某,女,1958 年 10 月生于上海,2024 年 10 月 10 日初诊。

【主诉】自觉气从心下上冲至胸中 2 个月。

【现病史】患者 2 个月前观看奥运会乒乓球决赛,中国队对阵日本队,比赛竞争激烈,日本队选手反复赶超中国队比分,患者情绪跌宕起伏,紧张恐惧,自觉有气从心下上冲至胸中,心中悸动,惊慌不安,不能自主。此后凡遇紧张事件即再次发作,突然感到极度恐惧或焦虑,无法控制自己的情绪,每次发作持续数分钟至数十分钟,发作时感觉很虚弱、疲惫,患者难以忍受,痛苦异常,曾至综合性医院检查,未见明显异常。夜寐差,23 点至凌晨 1 点易醒,醒后难以再寐,每日需服用酒石酸唑吡坦(10 mg,每晚 1 次)、阿普唑仑(0.4 mg,每晚 1 次)助眠。

【中医四诊】心中烦闷,口干口苦,有时有气从心中不断上冲至胸咽,17点自觉胃脘之气亦随之上冲,每次发作几分钟至几十分钟,发作时痛苦至极,不发作时如常人,善叹息,夜寐欠安,23点至凌晨1点易醒,醒后难以再寐,纳可,二便调,已绝经。舌暗红,苔白厚腻,脉浮弦。

【既往史】否认高血压、冠状动脉粥样硬化性心脏病、支气管哮喘等慢性病。

【体格检查】无殊。

【辅助检查】暂缺。

【中医诊断】奔豚气病。　【西医诊断】惊恐障碍。

【中医辨证】肝郁化火,气逆上冲。

【治则治法】疏肝清热,降逆平冲。

【处方用药】奔豚汤加减。

川芎9 g,桂枝9 g,黄芩9 g,制半夏12 g,当归9 g,葛根15 g,生白芍9 g,干姜9 g,金沸草15 g,黄连9 g,代赭石15 g先煎,生栀子9 g,淡豆豉18 g,14剂,每日1剂,代煎口服,日二服。

二诊(2024年10月29日)　患者已无气上冲胸,夜寐改善,醒后可再睡,已停酒石酸唑吡坦、阿普唑仑。舌红,苔薄白,脉弦劲,左关脉浮。因患者已无气上冲胸,以不寐治疗为主,舌质红,脉弦劲,左关脉浮,考虑心肝火旺,故上方去桂枝、干姜,加青黛3 g,改黄芩15 g清泻上焦郁火,14剂,煎服法同前。

三诊(2024年11月12日)　患者未再发作奔豚,夜寐1.5~2小时醒一次,脉弦劲,舌淡红,苔薄白。上方加煅牡蛎

30 g^先煎、茯神 15 g 以镇静安神,14 剂,煎服法同前。

【处方】川芎 9 g,黄芩 15 g,制半夏 12 g,当归 9 g,葛根 15 g,生白芍 9 g,金沸草 15 g,黄连 9 g,代赭石 15 g^先煎,生栀子 9 g,淡豆豉 18 g,青黛 3 g^后下,煅牡蛎 30 g^先煎,茯神 15 g,14 剂,煎服法同前。

2 个月后随访,未见发作。

【病机分析】奔豚气病是由惊恐所致的气机紊乱的一种情志病。人体的气血运行,就是升降出入的运动,肝主疏泄,性喜调达而恶抑郁,肝主调畅气机,并主调畅情志。肝气郁结,影响气机调畅,肝郁化火,火性上冲,致肝气生发太过,引动气逆乱,牵引冲气、胃气相并上冲。本案患者因观看乒乓球比赛,比赛场景跌宕起伏,心中忿郁,恼怒伤肝,在强烈的情志刺激下,表现为自觉气从心下上冲,剧则欲死,病属奔豚气病。病机在于肝郁化火,气逆上冲。肝属下焦,肝经布胸,故患者自觉有气从少腹上冲至胸。肝郁气逆,影响少阳胆气调畅,故见烦闷不适。其胸胁满闷、口苦咽干、性急易怒、舌红、脉浮弦等症,皆为肝郁化火、火炎上逆之象。急治标,当先以降气平冲为主,故以奔豚汤加减治疗。桂枝①辛温,《神农本草经》谓其主"上气",入气分可降奔豚;半夏②、生姜散气降逆,奏降气平冲之

---

① 《神农本草经》:"桂枝,味辛温,主上气咳逆。结气喉痹吐吸,利关节,补中益气,久服通神轻身不老。"
② 《长沙药解》:"半夏味辛,气平,入手太阴肺、足阳明胃经。下冲逆而除咳嗽,降浊阴而止呕吐,排决水饮,清涤涎沫,开胸膈胀塞,消咽喉肿痛,平头上之眩晕,泻心下之痞满,善调反胃,妙安惊悸。"

功;黄芩清热,佐金平木,葛根生津,助桂枝降逆平冲;生栀子、淡豆豉清热除烦,当归、白芍入血,养肝柔肝,川芎助肝疏泄,既补肝体,又利肝用;代赭石、金沸草降逆下气;甘草伍白芍以缓肝之急。二诊诸症缓解,未有奔豚发作,以不寐治疗为主。舌红,脉弦劲,左关脉浮,结合舌脉,考虑心肝火旺,故原方去桂枝、干姜,加青黛,调整黄芩用量以清泻上焦郁火,安神定悸。三诊因其心神浮越,神志不安,予茯神①止惊悸,牡蛎敛其浮越之神,使神有所安,悸无所发。至此,诸证皆除,告愈。

按语 奔豚气病的辨治,《金匮要略》中载有三方。情志刺激所致奔豚,"气上冲胸,腹痛,往来寒热,奔豚汤主之";误汗伤阳,复感寒邪,寒气上逆凌心,"气从少腹上至心,灸其核上各一壮,与桂枝加桂汤主之";汗后伤阳,水饮上逆,"脐下悸者,欲作奔豚,茯苓桂枝甘草大枣汤主之"。现代医学中的癔症、神经症、围绝经期综合征、冠心病、肝胆疾病在部分症状上有相似之处,可参照本病治疗。本病的药物治疗固然重要,但考虑精神情志等诱发因素,还应结合心理疗法,给予思想开导,消除不必要的精神压力或思想负担,有助于提高疗效。

问答

一问:奔豚气病与惊悸如何鉴别?

答:惊悸是患者自感心中剧烈跳动,惊悸不安,不能自主。

---

① 《本草经解》:"茯神气平,味甘,无毒。主辟不祥,疗风眩风虚,五劳口干,止惊悸,多恚怒,善忘,开心益智,安魂魄,养精神。"

奔豚气在发病时,亦有心胸躁动不安等自觉症状,极易混淆。二者主要的鉴别之处在于:惊悸属于心中剧烈跳动,发自于心;奔豚气乃上下冲逆,发自小腹,其势犹如小猪狂奔乱冲,突发突止,既无明确目的,也无固定路线。

二问:奔豚气病与恐证的鉴别?

答:奔豚气病与恐证虽同属于情志病,均可由惊或忧思肝郁而得,但恐多伤肾精,奔豚气病多因惊恐致气乱而下,致气逆乱上冲;奔豚气病,自觉少腹有气奔冲似豚状,而恐证则无;恐证有思虑过度及受惊的病史,自觉或不自觉恐惧不安,兼有腰膝酸软、自汗气短、心慌心悸的自觉症状,奔豚气虽时感恐惧,但无有人将捕之状,而恐证则有。二者相比,恐证多虚,奔豚气多实。

(石 云 姜文秀)

附名家医案(心肝忿郁,气逆上冲)

黄象三,天津兆仓中学肄业生,年二十岁,得神经错乱病。病因在校中属翘楚,而考时不列前茅,因此心中忿郁,久之遂致神经错乱。证候:心中满闷,发热不思饮食,有时下焦有气上冲,并觉胃脘之气亦随之上冲,遂致精神昏愦,言语支离,移时觉气消稍长,或吐痰数口,精神遂复旧。其左脉弦而硬,右脉弦而长,两尺皆重按不实,一息五至。处方:生赭石(轧细)一两,灵磁石(轧细)五钱,生怀山药八钱,龙骨(捣碎)八钱,生杭芍六钱,玄参五钱,柏子仁五钱,云苓片三钱,清半夏三钱,石菖蒲三钱,生远志二钱,镜面砂(研细)三分。药共十二味,将前十一味煎汤一大盅,送服朱砂细末。

复诊:将药连服四剂,满闷发热皆大见愈,能进饮食,有时气上冲而不复上干神经至于错乱,左右之脉皆较前平和,而尺部仍欲实,拟兼用培补下元之品以除病根。

处方:生赭石(轧细)一两,熟怀地黄八钱,生怀山药八钱,大甘枸杞六钱,净萸肉五钱,生杭芍四钱,玄参四钱,云苓片二钱。共煎汤一大盅,温服。

效果:将药连服六剂,诸病皆愈,脉亦复常。

(《医学衷中参西录·医案篇·痫痓癫狂门》)

按语 肝主调畅气机,并主调畅情志。肝性生发向上,木性通畅条达。心中忿郁,肝郁不伸,木郁不达,日久化火,致"心中满闷发热"。木郁克土,脾气不运,则"不思饮食"。火性冲逆,终引动冲气。致气机逆乱上冲,发为奔豚气病,症见"下焦有气上冲,并觉胃脘之气亦随之上冲",逆乱之气扰乱神明,"遂致精神昏瞀,言语支离",左脉弦主肝,弦硬者,犹如革,主肝血虚而肝气盛。右脉弦长,主冲气、胃气上冲。急治标,当先以降胃、敛冲、镇肝之剂治之。气郁津停多兼痰,故佐以云苓片、清半夏、石菖蒲、生远志等祛痰化痰之药。继用凉润滋阴之品,以养肝血,清肝热,滋水涵木。

睡行症-梦游(痰热内扰,魂魄飞扬)

朱某,女,1950年11月14日生于上海,2024年12月9日初诊。

【主诉】夜间睡眠手足动、梦呓20年,加重伴梦游5年。

【现病史】患者20年前不明原因开始出现夜间阵发性睡眠手足动、喃喃自语,无法洞悉其内容,持续数分钟后自行停止,入睡及睡眠时间尚可,白天精神尚可。因未影响正常生活,患者及家属均未予重视。5年前患者症状加重,监控显示患者入睡后1~2小时内自行爬起,在家中行走,常有跌倒,口中喃喃自语,无法洞悉其内容,约持续数分钟至10余分钟后自行爬回原处睡觉,其后安稳入眠,晨醒后询问无法回忆,伴睡眠手足动,常梦与人打斗,几乎每晚都发作,白天精神倦怠。家属为防止其夜间下床行走,将床换成带护栏的医疗床,仍不能阻止其夜间下床行走。先后在上海各综合医院就诊,诊断为"睡行症",目前服用褪黑素1片、氯硝西泮半片(1mg,每晚1次),无效。曾行针灸、中药口服(蜈蚣等)等治疗,亦不效。因常在梦游时跌倒受伤,目前仍坚持服用氯硝西泮及褪黑素。故求中医治疗。

【中医四诊】睡眠行走或睡眠手足动,梦呓。胃纳一般,大便时调时干。右眼眼周肌肉抽动。舌淡红,有裂纹,苔薄黄腻。脉弦。

【既往史】 患糖尿病多年,服药治疗,血糖控制不详。右眼幼年时染疾,具体不详,目前眼球缩小,视力存在,右眼眼周肌肉抽动。

【体格检查】 无殊。

【辅助检查】 曾在外院行脑电图检查,排除癫痫,未见报告。

【中医诊断】 梦游。 **【西医诊断】** 睡行症[①]。

【中医辨证】 痰热内扰,魂魄飞扬。

【治则治法】 涤痰清热,安魂定魄。

【处方用药】 云母石9g^{先煎},青礞石15g^{先煎},石膏60g^{先煎},知母15g,北沙参15g,防风9g,麦冬9g,牡蛎30g^{先煎},朱灯心3g,青黛6g^{后下},冰片0.3g,黄芪30g,人参6g,14剂,每日1剂,代煎口服,日二服。

二诊(2024年12月26日) 夜寐安,服药后不再起身,仅前天有梦中手足动,有呓语,近几日无呓语。面部抽动仍有,太阳穴痛,欲闭目。胃纳欠佳,大便干结,1~2日一行。舌偏红,舌中苔黄腻,络脉紫,脉弦,右滑左沉。予云母石9g^{先煎},青礞石15g^{先煎},石膏45g^{先煎},知母15g,防风9g,牡蛎30g^{先煎},朱灯心1g,青黛4g^{后下},冰片0.3g,黄芪30g,人参6g,芒硝6g^{后下},地龙6g,鸡内金15g,14剂,煎服法同前。

[①] 根据ICD-10精神与行为障碍分类,该病可诊断为睡行症(F51.3),若以《国际睡眠障碍分类》第三版本(ICSD-3)诊断标准,睡行症是"非快速眼动睡眠觉醒障碍"分类下的一个诊断,需借助多导睡眠图辅助诊断,故此说明。

三诊(2025年1月14日) 服药前1周有睡行跌倒1～2次,后1周梦中梦见站起后跌倒,无睡中行走,梦呓减少,右脸抽动。大便干,需用开塞露通便。舌淡红,苔黄腻,脉数细弦。云母石9 g^{先煎},青礞石15 g^{先煎},石膏45 g^{先煎},防风9 g,牡蛎30 g^{先煎},朱茯神15 g,青黛4 g^{后下},冰片0.3 g,黄芪30 g,人参6 g,知母15 g,芒硝9 g^{后下},地龙6 g,鸡内金15 g,羊角15 g^{先煎},水牛角15 g^{先煎},21剂,煎服法同前。

四诊(2025年2月13日) 夜寐安,近2周无梦游,偶有梦呓,可连续睡眠4～5小时,目前已停用氯硝西泮。右眼抽动,大便干。本次就诊要求中药控制血糖,处方略。

【病机分析】患者老年女性,因"睡中行走、手足动、梦呓"而求诊,症状与睡眠、梦密切相关,要治疗此病,需阐明中医对睡眠的认识。天人相应、阴阳消长是中医学睡眠机制的基础,如《灵枢·口问》云:"卫气昼日行于阳,夜半则行于阴,阴者主夜,夜者卧……阳气尽,阴气盛,则目瞑;阴气尽而阳气盛,则寤矣。"《灵枢·营卫生会》云:"卫气行于阴二十五度,行于阳二十五度……夜半而大会,万民皆卧,命曰合阴。平旦阴尽而阳受气。如是无已,与天地同纪。"常态下,人寐时五脏神各归其舍,神归于心,魂归于肝。如《灵枢·淫邪发梦》云:"正邪从外袭内,而未有定舍,反淫于藏,不得定处,与营卫俱行,而与魂魄飞扬,使人卧不得安而喜梦。"梦形成的机制为各种致病因素引起人体阴阳失调、脏腑功能失常引起的魂魄飞扬。《灵枢·本神》曰:"故生之来谓之精,两精相搏谓之神,随神往来者谓之魂,并精而出入者谓之魄。"《素问·宣明五气》云："五藏所藏,心藏神,肺藏魄,肝藏魂,脾藏意,肾藏志。"根据十二时气血流注,魂魄所对应的肝、肺两脏经气在丑、寅二时,正是人体处于睡眠状态的时间段,与梦关系密切。患者梦中手足动、梦呓、梦游等白天均不能忆起,提示心神在睡眠阶段处于抑制状态,不能主导肝魂、肺魄,魂魄不能藏于肝、肺二藏而出现魂魄飞扬,出现神归于心,肝魂代位的表现。肝主筋,《素问·痿论》曰:"宗筋主束骨而利关节。"因此肝魂主形以致梦中行走。《灵枢·本神》曰:"所以任物者谓之心,心有所忆谓之意。"患者梦中所为不为心神所掌控,不能"心有所忆",因此对梦中所为全无记忆。监控显示患者睡眠全程均有梦中行走,提示肝、肺二藏均有外邪扰动,以致魂魄不能归舍,魂魄飞扬。参合舌脉,患者舌淡红,苔黄腻,脉弦,提示内有痰热,舌中有裂纹提示阴血亏虚,患者大便时干时调亦是佐证;四诊合参,该病病机属痰热内扰,魂魄飞扬,故治以涤痰清热、安魂定魄。治疗上,以云母石、青礞石降气化痰,冰片清热涤痰开窍,石膏、知母清泄肺热,青黛清肝热,北沙参、麦冬养阴息风,牡蛎、防风息风止痉,朱灯心清心火,黄芪、人参益气补虚以养心神。二诊时患者基本已无梦游,梦中仍有手足动和梦呓,大便干结难解,考虑患者热较前减轻,风动仍盛,予减少石膏、青黛剂量,加地龙清热涤痰息风,芒硝泻热通便,鸡内金制金石之药碍胃。三诊时患者仍见梦游时作,便秘仍重,予芒硝加量以泻热通便,水牛角、羊角清肝胆热。四诊时,患者仅梦呓,且已停用氯硝西泮,梦游已基本告愈,患者希望后期继续改善睡眠及血糖。因患者阴虚、痰热体质非短期所致,当徐徐图之,在后续改善血糖时继续随访观察。

按语 梦中的异常行为及梦境是影响睡眠质量的重要因素,《黄帝内经》有多个条文涉及梦与人体阴阳气的盛衰的关系,如《灵枢·淫邪发梦》《素问·脉要精微论》,梦象的内容可作为辨证的依据。现代医家认为夜游一证多由痰火扰心所致。动荡不宁者,阳也,火也;不能自知者,痰浊蒙窍也;痰火内扰,心神失主,是梦游证的主要病机。治疗多从心肝辨治,祛邪多以痰火为主。

问答

一问:痰热内阻常引起患者入睡困难,为何本患者却表现为梦游?

答:睡眠与营卫出入有关,《灵枢·营卫生会》云:"卫气行于阴二十五度,行于阳二十五度,分为昼夜,故气至阳而起,至阴而止。""营在脉中,卫在脉外",若脉道通利,则营卫交通正常,卫气入阴而入睡。若痰热阻于脉道,以致脉道不畅,则会出现以入睡困难为主的睡眠障碍。本案患者痰热并非阻于脉道,而留于肝肺,阻碍藏神归舍,故入睡无障碍,但卫气入阴进入睡眠至肝、肺二经所主丑、寅二时,魂魄不得归舍,故致飞扬,又兼素体阴虚风动,以致心神失主,出现梦游。可见痰热阻滞的病位不同,症状各异。

二问:现代医学如何认识"梦游",其治疗如何?

答:睡行症过去习惯称为梦游症,是一种在睡眠中起床在室内或户外行走或做一些简单活动的睡眠和清醒同时存在的一种意识改变状态。发作时表现出低水平的注意力、反应性及运动技能,可在室内走动,做一些动作,多数情况下会自行或在他人引导下回到床上,无论是即刻清醒或次日醒来均不能回忆;常发生在入睡后90~120分钟的深睡期。现代医学认为该病与遗传、神经发育不完全以及人际关系不和、情绪紧张、恐惧、焦虑等社会心理因素相关,可通过多导睡眠图、脑电图来辅助诊断,但需要排除躯体疾病及癫痫等脑器质性病变。治疗原则是服用助眠类药物及抗抑郁药,首选的一线治疗药物是褪黑素,其次是小剂量的氯硝西泮,有助于改善症状。

三问:精神运动性癫痫也可出现入睡后的起床活动,如何与睡行症鉴别?

答:精神运动性癫痫常常还存在其他自动症的表现,如常见吞咽、搓手等持续动作,症状很少,只在晚上发作,个体对环境刺激完全没有反应。但对于同一个患者,二者可以并存。鉴别的关键点在于脑电图是否出现癫痫波。

(石 云 胡 曼 姜雅琴 冯蓓蕾)

附名家医案(神魂不随,肝魂游离)

龙某,男,14岁学生,1970年初诊。患儿每于睡梦中惊起,启门而出,跌仆于田野荒丘,依然沉睡,甚则出走至五里之外,以至跌仆受伤。如此迁延半载,每夜必须有人伴睡。遍求医治,屡药不效。见患儿神态如常,询之曰:自觉心烦耳鸣,夜卧而出并不知觉,唯多梦、多惊而已。舌红苔黄,脉弦数。治当清心泻火安神,镇肝定魂。予朱砂安神丸合磁朱丸。

【处方】生地60g,黄连18g,当归30g,甘草15g,煅磁石30g,建曲18g。上六味碾末和蜜为丸,外以朱砂9g水飞为丸衣,丸如黄豆大。早晚各吞服1次,每服30丸。服完二料丸剂,其病竟瘳。

(《中医杂志》,1981年11期)

按语 此案属典型之梦游症,与神魂不随,肝魂不能舍脏有关。《灵枢·本神》曰:"随神往来者谓之魂。"心神为五脏神之主,协调掌控神、魂、魄、意、志五脏神功能。《灵枢·本神》又曰:"所以任物者谓之心。""任物"即人对内外部世界的感知、认知能力。心神又称识神,或神识。识神掌管人的精神意识活动,与佛家所言的"眼耳鼻舌身意"的意识活动相类。患者年幼,神气未壮,加之"舌红苔黄,脉弦数"等邪热干扰,致神魂未能往来相随,睡梦中神不主形,肝魂主形,导致梦游症的发生。人寐时五脏神各归其舍,神藏于心,魂藏于肝。现肝魂失藏,魂游离于外,梦中出游。肝主筋,《素问·痿论》曰:"宗筋主束骨而利关节。"肝魂参与人的运动觉功能;肝开窍于目,肝魂参与目的视觉功能。患儿"于睡梦中惊起,启门而出,甚则出走五里之外",虽"跌仆于田野荒丘,依然沉睡""且夜卧而出,并不知觉,唯多梦、多惊而已",皆足以证明患者梦游行为是在肝魂主形的支配下完成的。证属血热干扰,神魂不随,肝魂游离。治以大剂生地、黄连凉血清热,当归养血,煅磁石、朱砂重镇潜纳,甘草、建曲和胃安神。丸药切中病机,故收效速捷。

附 篇

附一 神志病常用方剂
（按首字母排序）

A
安宫牛黄丸
安神定志丸

B
奔豚汤

C
柴胡桂枝汤
柴胡加龙骨牡蛎汤
柴胡疏肝散
柴牡三角汤

D
导痰汤
抵当汤

癫狂梦醒汤

F
防己地黄汤

G
甘麦大枣汤
桂枝甘草龙骨牡蛎汤
桂枝甘草汤
桂枝加桂汤

H
黄连温胆汤

L
六味地黄丸

M
礞石滚痰丸

N
牛黄清心丸

P
破格救心汤

Q
清营汤

S
三一承气汤
生铁落饮
酸枣仁汤

T
桃核承气汤

W	小柴胡汤	**Z**
温胆汤	血府逐瘀汤	栀子豉汤
乌梅丸		炙甘草汤
	Y	
X	远志丸	朱砂安神丸
逍遥散	越鞠丸	

安宫牛黄丸

《温病条辨》

【组成】牛黄一两(30g) 犀角(水牛角代)一两(50g) 麝香二钱五分(7.5g) 真珠二钱五分(15g) 朱砂一两(30g) 梅片二钱五分(7.5g) 雄黄一两(30g) 黄连一两(30g) 黄芩一两(30g) 山栀一两(30g) 郁金一两(30g)

【功用】清热解毒,开窍醒神。

【主治】本方是清热开窍的代表方剂,与紫雪丹、至宝丹并称为"中医温病凉开三宝",被奉为"三宝"之首。主治热邪内陷心包证,症见高热烦躁,神昏谵语,舌謇肢厥,舌质红绛,苔黄燥,脉数有力。亦治中风昏迷,小儿惊厥属邪热内闭者。

安神定志丸

《医学心悟》

【组成】人参一两(30g) 茯苓一两(30g) 茯神一两(30g) 远志一两(30g) 石菖蒲五钱(15g) 龙齿五钱(15g)

【功用】益气化痰,安神定志。

【主治】心胆气虚、心神不宁,症见精神烦乱、失眠、梦中惊跳、心悸、胆怯等。

奔豚汤
《金匮要略》

【组成】甘草、川芎、当归各二两(各6g)　半夏四两(12g)　黄芩二两(6g)　生葛五两(15g)　芍药二两(6g)　生姜四两(12g)　甘李根白皮一升(12g)

【功用】养肝平冲,清热降气。

【主治】肝郁化热奔豚。症见气从小腹上冲至心,手足逆冷,胸满气促,从脐左右起,郁冒者。常用于癔症、神经症、冠心病及肝胆疾患以及围绝经期综合征等。

柴胡桂枝汤
《伤寒论》

【组成】桂枝去皮一两半(4.5g)　黄芩一两半(4.5g)　人参一两半(4.5g)　甘草炙一两(3g)　半夏二合半洗(6g)　芍药一两半(4.5g)　大枣六枚擘　生姜一两半切(45g)　柴胡四两(12g)

【功用】本方为经典的太阳少阳并病方,具有和解少阳、调和营卫的功效。

【主治】外感风寒、发热自汗、微恶寒,或寒热往来,鼻鸣干呕,头痛项强,胸胁痛满,脉弦或浮大。

柴胡加龙骨牡蛎汤
《伤寒论》

【组成】柴胡四两(12g)　龙骨一两半(4.5g)　生姜切一两半(4.5g)　人参一两半(4.5g)　桂枝去皮一两半(4.5g)　茯苓一两半(4.5g)　半夏二合半(10g)　黄芩一两(3g)　铅丹①一两半(1g)　大黄二两(6g)　牡蛎一两半熬(4.5g)　大枣六枚擘结

【功用】和解少阳,通阳泄热,重镇安神。

【主治】伤寒往来寒热、胸胁苦满、烦躁惊狂不安、失眠多梦等症。

柴胡疏肝散
《医学统旨》

【组成】陈皮醋炒二钱(6g)　柴胡二钱(6g)　川芎一钱半(4.5g)　香附一钱半(4.5g)　枳壳麸炒一钱半(4.5g)　芍药一钱半(4.5g)　甘草炙五分(1.5g)

【功用】疏肝理气,活血止痛。

【主治】肝气郁滞证。症见胁肋疼痛,胸闷善太息,情志抑郁易怒,或嗳气,脘腹胀满,脉弦。

---

① 铅丹:有毒,入丸散,每次0.3～0.6g,剂量宜小。近年多以磁石、生铁落等代之。

柴牡三角汤

（沪上名医陈苏生）

【组成】北柴胡（9～12 g）　生牡蛎（30～40 g）　山羊角（15～24 g）　水牛角（15～24 g）　生鹿角（6～9 g）

【功用】宣畅气血，化瘀醒脑。方中山羊角代羚羊角，能平肝息风，水牛角代犀角，可醒脑解毒，生鹿角能行血、通督脉。

【主治】主热毒闭阻脑窍的疾病。

导痰汤

《重订严氏济生方》

【组成】制半夏二钱（6 g）　橘红、茯苓实（麸炒）、南星各一钱（各3 g）　甘草五分（1.5 g）　姜十片（3 g）

【功用】燥湿豁痰，行气开郁。

【主治】痰涎壅盛，胸膈痞塞，或咳嗽恶心，饮食少思；并治一切痰厥，头目眩晕；或痰饮，留食不散，胁肋胀满，头痛吐逆，喘急痰嗽，涕唾黏稠，坐卧不安。

抵当汤

《伤寒论》

【组成】水蛭熬虻虫去翅足，熬，各三十个（各6 g）　桃仁去皮尖，二十个（5 g）　大黄酒洗，三两（9 g）

【功用】破瘀下血。

【主治】下焦蓄血所致的发狂或如狂，少腹硬满，小便自利,喜忘,大便色黑易解,脉沉结,及妇女经闭,少腹硬满拒按者。

癫狂梦醒汤
《医林改错》

【组成】桃仁八钱(24g)　柴胡三钱(9g)　香附二钱(6g)　木通三钱(9g)　赤芍三钱(9g)　半夏二钱(6g)　腹皮三钱(9g)　青皮二钱(6g)　陈皮三钱(9g)　桑白皮三钱(9g)　苏子四钱,研(12g)　甘草五钱(15g)

【功用】活血理气,解郁化痰。

【主治】癫狂。哭笑不休,詈骂歌唱,不避亲疏,许多恶态。具有平肝散郁、祛邪除痰之功效。本方现代常用于治疗狂症(精神分裂症)、癫症(癔症)、痫症(癫痫发作)、厥症(气厥、血厥)、中风、脑血栓、脑血管痉挛、脑栓塞、老年性痴呆等。

防己地黄汤
《金匮要略》

【组成】防己一钱(1.5g)　桂枝三钱(4.5g)　防风三钱(4.5g)　甘草二钱(3g)

【功用】滋阴凉血,祛风通络。

【主治】风入心经,阴虚血热,病如狂状,妄行,独语不休,无寒热,脉浮;或血虚风胜,手足蠕动,瘛疭,舌红少苔,脉虚神倦,阴虚风湿化热,肌肤红斑疼痛,状如游火。

甘麦大枣汤
《金匮要略》

【组成】甘草三两(9 g)　小麦一升(15 g)　大枣十枚(10枚)

【功用】养心安神,和中缓急。

【主治】脏躁。症见精神恍惚,常悲伤欲哭,不能自主,心中烦乱,睡眠不安,甚则言行失常,呵欠频作,舌淡红苔少,脉细微数。

桂枝甘草龙骨牡蛎汤
《伤寒论》

【组成】桂枝去皮,一两(9 g)　甘草炙,二两(18 g)　牡蛎熬,二两(18 g)　龙骨二两(18 g)

【功用】补益心阳,镇惊安神。

【主治】心阳不足证之烦躁,心悸不安,神疲乏力,舌淡苔白,脉沉细。见于现代各种原因引起的心律失常以及心功能不全、神经症之烦躁心悸等证属心阳不足,心神浮越者。

桂枝甘草汤
《伤寒论》

【组成】桂枝四钱(12 g)　甘草二钱(6 g)

【功用】补助心阳,生阳化气。

【主治】发汗过多,其人叉手自冒心,心下悸,欲得按者。

桂枝加桂汤
《伤寒论》

【组成】桂枝去皮,五两(15 g) 芍药三两(9 g) 生姜切,三两(9 g) 炙甘草,二两(6 g) 大枣擘,十二枚(3 枚)

【功用】温阳祛寒,平冲降逆。

【主治】用于神经症、膈肌痉挛、外感以及心脏病有奔豚气之症状者。

黄连温胆汤
《六因条辨》卷上

【组成】川黄连(6 g) 竹茹(9 g) 枳实(9 g) 半夏(9 g) 陈皮(6 g) 甘草(3 g) 生姜(2 片) 茯苓(9 g)

【功用】清热燥湿,化痰和中。

【主治】低热、痞满纳呆、恶心呕吐、口苦泛恶、胸脘烦闷、苔黄腻等中焦湿热病证。

六味地黄丸
《小儿药证直诀》

【组成】熟地黄八钱(24 g) 山茱萸、干山药各四钱(各 20 g) 泽泻、牡丹皮、茯苓去皮,各三钱(各 9 g)

【功用】滋补肝肾。

【主治】肝肾阴虚证。症见腰膝酸软,头晕目眩,耳鸣耳聋,盗汗,遗精,消渴,骨蒸潮热,手足心热,口燥咽干,牙齿动摇,足跟作痛,小便淋沥,以及小儿囟门不合,舌红少苔,脉沉细数。

礞石滚痰丸

《泰定养生主论》,录自《玉机微义》

【组成】大黄酒蒸片、黄芩酒洗净,各八两(各240 g) 礞石捶碎,同焰硝一两(30 g),投入小砂罐内盖之,铁线缚定,盐泥固济,晒干,火煅红,候冷取出,一两(30 g) 沉香半两(15 g)

【功用】泻火逐痰。

【主治】实热老痰证。症见癫狂惊悸,或怔忡昏迷,或咳喘痰稠,或胸脘痞闷,或眩晕耳鸣,或绕项结核,或口眼蠕动,或不寐等。

牛黄清心丸

《痘疹心法》

【组成】羚羊角一两(30 g) 麝香一两(30 g) 龙脑一两(30 g) 人参二两半(75 g) 神曲炒二两半(75 g) 蒲黄炒二两半(75 g) 白茯苓一两二钱(36 g) 牛黄研一两二钱(36 g) 柴胡一两二钱(36 g) 桔梗一两二钱(36 g) 川芎一两二钱半(37.5 g) 杏仁去皮尖及双仁,麸炒黄另研,一两二钱半(37.5 g) 防风(45 g) 白术(45 g) 白芍(45 g) 麦门冬(45 g) 黄芩(45 g) 当归去头,一两半(45 g) 阿胶炒七钱半(22.5 g) 干姜炒七钱半(22.5 g) 白蔹七钱半(22.5 g) 雄黄水飞,八钱(24 g) 甘草锉,五两(150 g) 山药炒,七两(210 g) 大豆黄卷炒一两七钱半(52.5 g) 肉桂去皮,一两七

钱半(52.5g)　金箔一千四百片　大枣一百个,蒸黑,去皮核研膏　犀角末二两(60g)

【功用】清热解毒,开窍安神。

【主治】气血不足,痰热上扰证,如胸中郁热,惊悸虚烦,头目眩晕,中风失语,口眼㖞斜,半身不遂,言语不清,神志昏迷,痰涎壅盛。

破格救心汤

《李可经验专辑》

【组成】附子(30～200/300 g)　干姜(60 g)　炙甘草(60 g)　高丽参(10～30 g,加煎浓汁兑服)　山茱萸净肉(60～120 g)　生龙牡粉(30 g)　活磁石粉(30 g)　麝香(0.5 g,分次冲服)

【功用】回阳救逆,扶正固脱。

【主治】阴竭阳亡、元气暴脱证,特别适用于心力衰竭重症。

清营汤

《温病条辨》

【组成】犀角三钱(2 g)　生地黄五钱(15 g)　元参三钱(9 g)　竹叶心一钱(3 g)　麦冬三钱(9 g)　丹参二钱(6 g)　黄连一钱五分(5 g)　金银花三钱(9 g)　连翘二钱,连心用(6 g)

【功用】清营解毒,透热养阴。

【主治】热入营分证,身热夜甚,神烦少寐,时有谵语,目常喜开或喜闭,口渴或不渴,斑疹隐隐,脉细数,舌绛而干。

三一承气汤
《医学启源》

【组成】大黄半两(15 g)　芒硝半两(15 g)　厚朴半两(15 g)　枳实半两(15 g)　甘草一两(30 g)

【功用】泻热通便。

【主治】伤寒、杂病等里热壅盛、燥实坚结之证。

生铁落饮
《景岳全书》

【组成】生铁(19 200 g,入火烧赤沸,砧上锤之,有花出如兰如蛾,纷纷落地者,是名铁落。用水2斗,煮取1斗,用以煎药)　石膏(90 g)　龙齿(45 g,研)　茯苓(45 g)　防风(45 g,去芦)　玄参(30 g)　秦艽(30 g)

【功用】镇心安神,清热涤痰。

【主治】痰火结聚所致的癫狂。症见狂躁不安,喜怒无常,骂詈号叫,不避亲疏,舌红绛,苔黄腻,脉弦细等。

酸枣仁汤
《金匮要略》

【组成】酸枣仁炒,二升(15 g)　甘草一两(3 g)　知母二两(6 g)　茯苓二两(6 g)　川芎二两(6 g)

【功用】养血安神,清热除烦。

【主治】肝血不足,虚热内扰证。虚烦失眠,心悸不安,头目眩晕,咽干口燥,舌红,脉弦细。

桃核承气汤
《伤寒论》

【组成】桃仁去皮尖,五十个(12g)　大黄四两(12g)　桂枝去皮,二两(6g)　炙甘草,二两(6g)　芒硝二两(6g)

【功用】逐瘀泻热。

【主治】瘀热互结,下焦蓄血证。症见少腹拘急,小便自利,谵语烦渴,至夜发热,甚则其人如狂。

温胆汤
《三因极一病证方论》

【组成】半夏汤洗七次二两(6g)　竹茹二两(6g)　枳实麸炒,去瓤二两(6g)　陈皮三两(15g)　甘草炙一两(3g)　茯苓一两半(4.5g)　生姜五片　大枣一枚

【功用】理气化痰,清胆和胃。

【主治】胆郁痰扰证。胆怯易惊,头眩心悸,心烦不眠,夜多异梦;或呕恶呃逆,眩晕,癫痫。苔白腻,脉弦滑。

乌梅丸
《伤寒论》

【组成】乌梅三百个(480g)　细辛六两(180g)　附子炮六两(180g)　桂枝六两(180g)　人参六两(180g)　黄柏六两(180g)　干姜十两(300g)　黄连一斤(480g)　当归四两

（120 g） 川椒去汗四两（120 g）

【功用】温脏安蛔。

【主治】脏寒蛔厥证。脘腹阵痛，烦闷呕吐，时发时止，得食呕吐，甚则吐蛔，手足厥冷；或久泻久痢。

逍遥散
《太平惠民和剂局方》

【组成】甘草微炙赤，半两（4.5 g） 当归去苗，微炒茯苓去皮（白者）、芍药、白术、柴胡去苗，各一两（各 9 g） 生姜三片（9 g） 薄荷少许（6 g）

【功用】疏肝解郁，养血健脾。

【主治】肝郁血虚脾弱证。症见两胁作痛，头痛目眩，口燥咽干，神疲食少，或月经不调，乳房胀痛，脉弦而虚者。

小柴胡汤
《伤寒论》

【组成】柴胡半斤（24 g） 黄芩三两（9 g） 人参三两（9 g） 甘草炙，三两（6 g） 半夏洗，半升（9 g） 生姜切，三两（9 g） 大枣擘，十二枚（3 枚）

【功用】和解少阳。

【主治】①伤寒少阳证。症见往来寒热，胸胁苦满，默默不欲饮食，心烦喜呕，口苦，咽干，目眩，舌苔薄白，脉弦者。②热入血室证。妇人中风，经水适断，寒热发作有时。③黄疸、疟疾以及内伤杂病而见少阳证者。

血府逐瘀汤
《医林改错》

【组成】当归三钱(9 g) 生地三钱(9 g) 桃仁四钱(12 g) 红花三钱(9 g) 枳壳二钱(6 g) 赤芍二钱(6 g) 柴胡一钱(3 g) 甘草一钱(3 g) 桔梗一钱半(4.5 g) 川芎一钱半(4.5 g) 牛膝三钱(9 g)

【功用】活血化瘀,行气止痛。

【主治】胸中血瘀证。症见胸痛,头痛,日久不愈,痛如针刺而有定处,或呃逆日久不止,或饮水即呛,干呕,或内热瞀闷,或心悸怔忡,失眠多梦,急躁易怒,入暮潮热,唇暗或两目暗黑,舌质暗红,或舌有瘀斑、瘀点,脉涩或弦紧。

远志丸
《三因极一病证方论》

【组成】远志姜汁制五钱(15 g) 石菖蒲五钱(15 g) 茯苓一两(30 g) 茯神一两(30 g) 人参一两(30 g) 龙齿一两(30 g)

【功用】宁神安定,交通心肾。

【主治】心肾气不足,惊悸健忘,梦寐不安,遗精,面色无华,足胫酸疼等症。

越鞠丸(芎术丸)
《丹溪心法》

【组成】香附 川芎 苍术 栀子 神曲各等分(各6~

10 g)

【功用】行气解郁。

【主治】六郁证。胸膈痞闷,脘腹胀痛,嗳腐吞酸,恶心呕吐,饮食不消。

栀子豉汤
《伤寒论》

【组成】栀子十四枚(9 g)　香豉四合(8 g)

【功用】清热除烦,宣发郁热。

【主治】热郁胸膈证。症见身热心烦,虚烦不得眠,或心中懊侬,反复颠倒,或心中窒,或心中结痛,舌红苔微黄,脉数。

炙甘草汤
《伤寒论》

【组成】甘草四两(12 g)　生姜三两(9 g)　桂枝三两(9 g)　人参二两(6 g)　生地黄一斤(500 g)　阿胶二两(6 g)　麦冬半升(10 g)　麻子仁半升(10 g)　大枣三十枚

【功用】益气滋阴,通阳复脉。

【主治】①阴血阳气虚弱,心脉失养证。脉结代,心动悸,虚羸少气,舌光少苔,或质干而瘦小者。②虚劳肺痿。干咳无痰,或咳吐涎沫,量少,形瘦短气,虚烦不眠,自汗盗汗,咽干舌燥,大便干结,脉虚数。

朱砂安神丸

《内外伤辨惑论》

【组成】朱砂另研,水飞为衣,五钱(15g) 黄连去须,净,酒洗,六钱(18g) 炙甘草五钱五分(16.5g) 生地黄一钱五分(6g) 当归二钱五分(7.5g)

【功用】镇心安神,清热养血。

【主治】心火亢盛,阴血不足证。失眠多梦,惊悸怔忡,心烦神乱,或胸中懊侬,舌尖红,脉细数。

附二　神志病经典条文索引

（本书涉及）

《黄帝内经》

岐伯曰：东方生风，风生木，木生酸，酸生肝，肝生筋，筋生心。其在天为玄，在人为道，在地为化。化生五味，道生智，玄生神，化生气。神在天为风，在地为木，在体为筋，在气为柔，在藏为肝。——《素问·五运行大论》，6

黄帝问曰：天有五行御五位，以生寒暑燥湿风；人有五藏化五气，以生喜怒思忧恐。——《素问·天元纪大论》，29，45，69

夫四时阴阳者，万物之根本也，所以圣人春夏养阳，秋冬养阴，以从其根……逆其根，则伐其本，坏其真矣。故阴阳四时者，万物之终始也，死生之本也。逆之则灾害生，从之则苛疾不起，是谓得道。——《素问·四气调神大论》，16

故养神者，必知形之肥瘦，荣卫血气之盛衰。血气者，人之神，不可不谨养。——《素问·八正神明论》，64，69

任脉为病，男子内结七疝，女子带下瘕聚。冲脉为病，逆气里急。督脉为病，脊强反折。——《素问·骨空论》，55

阳气者，若天与日，失其所，则折寿而不彰。故天运当以日光明，是故阳因而上，卫外者也。——《素问·生气通天论》，78，79

阳气者，精则养神，柔则养筋。——《素问·生气通天论》，

14,31,79

阴者,藏精而起亟也;阳者,卫外而为固也。阴不胜其阳,则脉流薄疾,并乃狂;阳不胜其阴,则五藏气争,九窍不通。是以圣人陈阴阳,筋脉和同,骨髓坚固,气血皆从;如是则内外调和,邪不能害,耳目聪明,气立如故。——《素问·生气通天论》,39

帝曰:三气之纪,愿闻其候。岐伯曰:悉乎哉问也……委和之纪,是谓胜生。生气不政,化气乃扬,长气自平,收令乃早……其气敛,其用聚,其动缓戾拘缓,其发惊骇,其藏肝……其病摇动注恐,从金化也。——《素问·五常政大论》,31

心者,生之本,神之变也;其华在面,其充在血脉,为阳中之太阳,通于夏气。——《素问·六节藏象论》,23

岐伯对曰:悉乎哉问也!请遂言之。心者,君主之官也,神明出焉。肺者,相傅之官,治节出焉。肝者,将军之官,谋虑出焉。胆者,中正之官,决断出焉。膻中者,臣使之官,喜乐出焉。脾胃者,仓廪之官,五味出焉。大肠者,传道之官,变化出焉。小肠者,受盛之官,化物出焉。肾者,作强之官,伎巧出焉。三焦者,决渎之官,水道出焉。膀胱者,州都之官,津液藏焉,气化则能出矣。凡此十二官者,不得相失也,故主明则下安,以此养生则寿,殁世不殆,以为天下则大昌;主不明则十二官危,使道闭塞而不通,形乃大伤,以此养生则殃,以为天下者,其宗大危。戒之戒之!——《素问·灵兰秘典论》,38,87

五精所并,精气并于心则喜,并于肺则悲,并于肝则忧,并于脾则畏,并于肾则恐,是谓五并,虚而相并者也。——《素

问·宣明五气》,64

五藏所藏:心藏神,肺藏魄,肝藏魂,脾藏意,肾藏志。——《素问·宣明五气》,98

岐伯对曰:上古之人,其知道者,法于阴阳,和于术数,食饮有节,起居有常,不妄作劳,故能形与神俱,而尽终其天年,度百岁乃去。——《素问·上古天真论》,16

思则心有所存,神有所归,正气留而不行,故气结矣。——《素问·举痛论》,85

惊则心无所倚,神无所归,虑无所定,故气乱矣。——《素问·举痛论》,21

余知百病生于气也。怒则气上,喜则气缓,悲则气消,恐则气下,寒则气收,炅则气泄,惊则气乱,劳则气耗,思则气结。——《素问·举痛论》,21,29

岐伯答曰:天之在我者德也,地之在我者气也,德流气薄而生者也。故生之来谓之精,两精相搏谓之神,随神往来者谓之魂,并精而出入者谓之魄,所以任物者谓之心,心有所忆谓之意,意之所存谓之志,因志而存变谓之思,因思而远慕谓之虑,因虑而处物谓之智。——《灵枢·本神》,1,97,98,101

肝藏血,血舍魂,肝气虚则恐,实则怒。脾藏营,营舍意,脾气虚则四肢不用,五藏不安,实则腹胀,经溲不利。心藏脉,脉舍神,心气虚则悲,实则笑不休。肺藏气,气舍魄,肺气虚则鼻塞不利,少气,实则喘喝,胸盈仰息。肾藏精,精舍志,肾气虚则厥,实则胀,五藏不安。——《灵枢·本神》,22,64,69

脾愁忧不解则伤意,意伤则悗乱,四肢不举,毛悴色夭,死

于春。——《灵枢·本神》,53

脾藏营,营舍意,脾气虚则四肢不用,五藏不安,实则腹胀,经溲不利。——《灵枢·本神》,64

营在脉中,卫在脉外。营周不休,五十而复大会。阴阳相贯,如环无端。卫气行于阴二十五度,行于阳二十五度,分为昼夜,故气至阳而起,至阴而止。《灵枢·营卫生会》,17,99

卫气昼日行于阳,夜半则行于阴,阴者主夜,夜者卧……阳气尽,阴气盛,则目瞑;阴气尽而阳气盛,则寤矣。——《灵枢·口问》,17,97

是动则病饥不欲食,面如漆柴,咳唾则有血,喝喝而喘,坐而欲起,目䀮䀮如无所见,心如悬若饥状;气不足则善恐,心惕惕如人将捕之,是为骨厥。——《灵枢·经脉》,67

正邪从外袭内而未有定舍,反淫于藏,不得定处,与营卫俱行,而与魂魄飞扬,使人卧不得安而喜梦;气淫于府,则有余于外,不足于内;气淫于藏,则有余于内,不足于外……客于项,则梦斩首。——《灵枢·淫邪发梦》,82,97

《伤寒杂病论》

伤寒八九日,下之,胸满烦惊,小便不利,谵语,一身尽重,不可转侧者,柴胡加龙骨牡蛎汤主之。——《伤寒论·辨太阳病脉证并治》,23

师曰:病有奔豚,有吐脓,有惊怖,有火邪,此四部病,皆从惊发得之。师曰:奔豚病,从少腹起,上冲咽喉,发作欲死,复还止,皆从惊恐得之。奔豚气上冲胸,腹痛,往来寒热,奔豚汤主

之。——《金匮要略·奔豚气病脉证治》,92

气从少腹上至心,灸其核上各一壮,与桂枝加桂汤主之。——《金匮要略·奔豚气病脉证治》,92

发汗后,脐下悸者,欲作奔豚,茯苓桂枝甘草大枣汤主之。——《金匮要略·奔豚气病脉证治》,92

胸痹心中痞,留气结在胸,胸满,胁下逆抢心,枳实薤白桂枝汤主之。——《金匮要略·胸痹心痛短气病脉证治》,54

治病如狂状,妄行,独语不休,无寒热,其脉浮。——《金匮要略·中风历节病脉证并治》,18

《难经》

重阳者狂,重阴者癫。——《难经·二十难》,39

《经》言忧愁思虑则伤心;形寒饮冷则伤肺;恚怒气逆,上而不下则伤肝;饮食劳倦则伤脾;久坐湿地,强力入水则伤肾。是正经之自病也。——《难经·四十九难》,87

附三　常用抗精神病药物

抗精神病药物通常分为第一代(典型)抗精神病药物和第二代(非典型)抗精神病药物,主要用于治疗各种精神病性症状。第一代抗精神病药物主要药理机制是对脑内多巴胺 D2 受体的强拮抗作用,为 D2 受体阻断剂,常用药物包括氯丙嗪、奋乃静、舒必利、氟哌啶醇等。第二代抗精神病药物的特征为:①药物与 D2 受体"松散而短暂"的结合,可以快速解离;②DA 受体部分激动作用;③对 5-羟色胺(5-HT)2A 受体的拮抗作用。常用药物包括氯氮平、利培酮、奥氮平、喹硫平、齐拉西酮、阿立哌唑等。

分类	药品名称	起始剂量(mg/d)	每日服药次数(次)	适应证	常用治疗剂量(mg/d)	最大剂量(mg/d)	常见药物不良反应
第一代	氯丙嗪	50～150	2～4	精神分裂症,躁狂症或其他精神病性障碍	200～600	1 000	镇静,低血压、帕金森氏征,抗胆碱能作用、催乳素水平升高等
	奋乃静	4～6	1～3	精神分裂症,其他精神病性障碍,如器质性精神障碍、老年性精神障碍、儿童攻击性行为障碍	0～60	60	帕金森氏征、催乳素水平升高、静坐不能

(续表)

分类	药品名称	起始剂量（mg/d）	每日服药次数（次）	适应证	常用治疗剂量（mg/d）	最大剂量（mg/d）	常见药物不良反应
	氟哌啶醇	2~8	1~2	急慢性各型精神分裂症、躁狂症、抽动秽语综合征，也可用于老年性精神障碍、脑器质性精神障碍	6~20	40	静坐不能、帕金森氏征，对躯体器官影响较小，但可引发心脏传导阻滞
	舒必利	100~200	1~2	精神分裂症，对抑郁症状也有一定疗效	200~600	1000	血催乳素水平升高
第二代	氯氮平	25	2~4	各型精神分裂症、躁狂症，其他精神病性障碍的兴奋躁动、幻觉妄想	200~600	900	镇静，体重增加、流涎，心血管系统影响，抗胆碱能作用
	利培酮	1~2	1~2	精神分裂症，双相情感障碍的躁狂发作	2~6	6	血催乳素水平升高、体重增加、低血压、锥体外系不良反应
	帕利哌酮	3~6	1	精神分裂症	3~12	12	血催乳素水平升高、体重增加、低血压、锥体外系不良反应
	奥氮平	5~10	1	精神分裂症的阳性、阴性症状，以及继发的情感症状	5~20	30	体重增加、镇静
	喹硫平	50~100	1~2	精神分裂症，双相情感障碍	300~750	750	镇静、体位性低血压，体重增加

(续表)

分类	药品名称	起始剂量（mg/d）	每日服药次数（次）	适应证	常用治疗剂量（mg/d）	最大剂量（mg/d）	常见药物不良反应
	齐拉西酮	40~80	2	精神分裂症	80~160	160	头晕，恶心，QT间期延长
	阿立哌唑	5~10	1	精神分裂症	10~30	30	头痛、困倦、焦虑、静坐不能
	氨磺必利	100~200	1~2	精神分裂症，尤其适用于阴性症状为主的精神分裂症	400~800	1200	血催乳素水平升高、帕金森氏征、静坐不能、体重增加
	布南色林	4~8	2	精神分裂症	8~24	24	锥体外系不良反应
	鲁拉西酮	20~40	1	精神分裂症	40~120	120	锥体外系症状，恶心，嗜睡

附四　常用抗抑郁药物

药物类别	药物名称	获批适应证	推荐日剂量范围(mg)	常见药物不良反应	备注
选择性5-羟色胺再摄取抑制剂（selective serotonin reuptake inhibitors，SSRIs）	西酞普兰	抑郁症、惊恐障碍伴或不伴广场恐惧症	20~40	恶心、呕吐、消化不良、腹痛、腹泻、皮疹、出汗、激越、焦虑、头痛、特发性震颤、性功能障碍、低钠血症、可发生停药症状	可用于青少年抑郁症的一线药物
	草酸艾司西酞普兰	抑郁症、惊恐障碍伴或不伴广场恐惧症、社交焦虑症、广泛性焦虑障碍、强迫症	10~20	同西酞普兰	
	氟西汀	抑郁症、强迫症、神经性贪食	20~60	同西酞普兰，但失眠和激越可能更多	可用于青少年抑郁症
	舍曲林	抑郁症伴或不伴焦虑、惊恐障碍伴或不伴广场恐惧症、社交焦虑症、强迫症	50~200	同西酞普兰。用药早期易产生焦虑或激越、惊恐	可用于治疗6岁以上儿童抑郁症

(续表)

药物类别	药物名称	获批适应证	推荐日剂量范围(mg)	常见药物不良反应	备注
	帕罗西汀	抑郁症、强迫症、惊恐障碍伴或不伴广场恐惧症、社交焦虑症、广泛性焦虑障碍、创伤后应激障碍(PTSD)	20~60	同西酞普兰,但抗毒蕈碱效应和镇静作用更为常见,锥体外系不良反应罕见,但较其他SSRIs多,停药症状常见,需缓慢减量	妊娠前3个月或计划近期怀孕的患者不推荐使用
	氟伏沙明	抑郁症、强迫症	100~300	同西酞普兰,但恶心更为常见,性功能障碍发生较少	可用于儿童青少年,有一定的睡眠改善作用。不可与阿戈美拉汀联用
5-羟色胺和去甲肾上腺素再摄取抑制剂(serotonin norephrinerine reuptake inhibitors,SNRIs)	文拉法辛	抑郁症伴或不伴焦虑、社交焦虑、广泛性焦虑障碍(仅限缓释胶囊和缓释片)、惊恐障碍(仅限缓释剂)	75~375	恶心、失眠、口干、嗜睡、头晕、出汗、紧张、性功能障碍、便秘。大剂量时血压升高	慎用于儿童青少年抑郁症;美国食品药品监督管理局(FDA)妊娠期抗抑郁药物使用分类等级C级;发生停药反应常见,停药时应缓慢减量

(续表)

药物类别	药物名称	获批适应证	推荐日剂量范围(mg)	常见药物不良反应	备注
	度洛西汀	抑郁症、广泛性焦虑障碍、纤维肌痛、糖尿病外周神经病变相关疼痛	60～120	恶心、失眠、头晕、头痛、口干、困倦、便秘、心率和血压轻度增加	可用于老年抑郁症治疗;FDA妊娠期抗抑郁药物使用分类等级C级
	米那普仑	抑郁症、卒中后抑郁、脑外伤后抑郁	50～200	头晕、出汗、排尿困难	
去甲肾上腺素和多巴胺再摄取抑制剂(noradrenaline dopamine reuptake inhibitors, NDRIs)	安非他酮	抑郁症、戒烟,超适应证应用于注意缺陷多动障碍、性功能障碍、肥胖以及躯体疾病相关的疲劳状态	300～450	失眠、焦虑、激越、恶心、口干、多汗、耳鸣和皮疹	对体重影响较小,甚至可减轻体重,并且是转躁率最低的抗抑郁药物之一。一般不用于伴有精神病性症状的抑郁症患者。FDA妊娠期抗抑郁药物使用分类等级B级
去甲肾上腺素和特异性5-羟色胺能抗抑郁剂	米氮平	抑郁症	15～45	食欲增加、体重增加、困倦、水肿、头晕、头痛。恶性、性功能障碍	对治疗失眠、惊恐障碍、广泛性焦虑障碍、创伤

(续表)

药物类别	药物名称	获批适应证	推荐日剂量范围(mg)	常见药物不良反应	备注
(noradrenergic and Specific serotonergic antidepressant, NaSSA)				碍相对少见	应激及应激障碍、强迫症,以及孤独症和其他广泛性发育障碍可能也有效
褪黑素受体激动剂(melatonergic antidepressant)	阿戈美拉汀	抑郁症	25～50	恶心、头晕、头痛、失眠、困倦、偏头痛、肝功能异常(尤其是AST和ALT异常)	可用于抑郁症。使用前须进行基线肝功能检查及治疗期间检测肝功能
5-羟色胺阻滞和再摄取抑制剂(serotonin antagonist and Reuptake inhibitors, SARIs)	曲唑酮	抑郁症伴或不伴焦虑、焦虑	50～400	镇静、头晕、头痛、恶心、呕吐、震颤、直立性低血压、心动过速、阴茎异常勃起。没有抗胆碱作用。比三环类药物心脏毒性小	可用于药物依赖戒断后的情绪障碍;尤其适用于老年抑郁或伴心脏疾病患者。低剂量有改善睡眠作用

(续表)

药物类别	药物名称	获批适应证	推荐日剂量范围(mg)	常见药物不良反应	备注
三环类抗抑郁药 (tricyclic Antidepressants, TACs)	氯米帕明	抑郁症、恐惧和强迫状态、辅助性治疗发作性睡病相关的猝倒症	50~250	镇静,常有后遗作用;直立性低血压;心动过速、心律失常;口干、视物模糊、便秘、尿潴留	缺乏安全性的充分证据,慎用于儿童青少年抑郁症;老年人慎用
	阿米替林	抑郁症伴或不伴焦虑、慢性疼痛综合征和预防偏头痛	50~250		
	丙米嗪	抑郁症、儿童夜尿症	50~250		
	多塞平	抑郁症	50~250		
其他抗抑郁药物	氟哌噻吨美利曲辛	抗抑郁、抗焦虑	氟哌噻吨 1~1.5 mg 美利曲辛 20~30 mg	疗效不持久,停药反应大。有可能引起严重的不良反应(如迟发性运动障碍),不推荐作为抑郁障碍的常规药物	是抗抑郁药和抗精神病药物的复方制剂,常用于治疗某些抑郁、焦虑症状

主要参考书目

[1] 曲丽芳,张苇航.中医神志病学[M].上海:上海科学技术出版社,2015.

[2] 上海市中医文献馆,曲丽芳.精神心理疾病历代名家验案选粹[M].上海:上海科学技术出版社,2013.

[3] 黄帝内经素问[M].田代华,整理.北京:人民卫生出版社,2017.

[4] 灵枢经[M].田代华,刘更生,整理.北京:人民卫生出版社,2017.

[5] 金匮要略[M].闫松,整理.北京:线装书局,2012.

[6] 伤寒论[M].闫松,整理.北京:线装书局,2012.

[7] 神农本草经[M].李爱勇,编校.北京:民主与建设出版社,2021.

[8] 朱震亨.丹溪心法[M].王英,竹剑平,江凌圳,等整理.修订版.北京:人民卫生出版社,2023.

[9] 张子和.儒门事亲[M].邓铁涛,赖畴,吴伟,整理.北京:人民卫生出版社,2023.

[10] 美国精神医学学会.精神障碍诊断与统计手册[M].北京:北京大学出版社,2014.

[11] 世界卫生组织.ICD-10 精神与行为障碍临床描述与诊断要点[M].范肖东,汪向东,于欣,等译.北京:人民卫生出版社,2023.

[12] 徐一峰,黄晶晶.ICD-11 精神、行为与神经发育障碍临床描述与诊

断指南[M].北京:人民卫生出版社,2023.

[13] 陆林,方贻儒,江开达,等.沈渔邨精神病学[M].6版.北京:人民卫生出版社,2018.

[14] 赵靖平,施慎逊.中国精神分裂症防治指南[M].2版.北京:中华医学电子音像出版社,2015.

[15] 李凌江,马辛,王刚,等.中国抑郁障碍防治指南[M].2版.北京:中华医学电子音像出版社,2015.

[16] David M Taylor, Thomas R E Barnes, Allan H Young. Maudsley精神科处方指南[M].司天梅,译.北京:人民卫生出版社,2021.

后　　记

　　本书回顾整理近三年来的有效神志病个案,编写过程既是专家"传帮带"的过程,也是中医和西医共同合作探讨研究精神心理疾病的过程。作为上海市虹口区"国医强优"三年行动计划建设项目之一,"精神专科医院神志病科室"建设项目的阶段性成果,具有一定示范作用。

　　本书所选的14个医案具有一定代表性,是中医医院、综合医院中医科、精神病专科医院都能见到的常见病例,中西医联合诊疗的过程具有普遍性和代表性。同期诊疗的其他有效案例或因为病程过长,或因为尚未结束观察,故而本案例集中未能收录。

　　精神心理疾病的发病率和患病率在逐年提高,单一的中医或西医的方法有时效果欠佳,未来如何将现阶段探索的中西医联合诊疗模式应用到区域精神卫生防治工作中,提升防治效能,是值得广大中医神志病从业者和精神卫生从业者应当思考的问题。

　　我们希望本书包括后续的医案集,能为广大医务工作者打开中西医结合诊疗精神心理疾病思路提供借鉴。也诚心希望和同道们共同探讨,进一步提高诊疗效果。

编者

2025 年 7 月